五要素

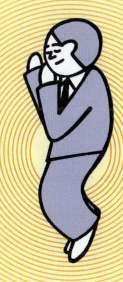

〔日〕角谷獠 著

苏天悦 译

睡眠法

人民邮电出版社

北 京

图书在版编目（CIP）数据

五要素睡眠法 / （日）角谷獠著 ；苏天悦译.
北京 ：人民邮电出版社, 2025. -- ISBN 978-7-115
-66885-1

Ⅰ. R338.63

中国国家版本馆 CIP 数据核字第 2025WC7014 号

免 责 声 明

　　本书内容旨在为大众提供有用的信息。所有材料（包括文本、图形和图像）仅供参考，不能用于对特定疾病或症状的医疗诊断、建议或治疗。所有读者在针对任何一般性或特定的健康问题开始某项锻炼之前，均应向专业的医疗保健机构或医生进行咨询。作者和出版商都已尽可能确保本书技术上的准确性以及合理性，且并不特别推崇任何治疗方法、方案、建议或本书中的其他信息，并特别声明，不会承担由于使用本出版物中的材料而遭受的任何损伤所直接或间接产生的与个人或团体相关的一切责任、损失或风险。

内 容 提 要

　　本书针对职场人士普遍面临的睡眠问题，提出了具有针对性的解决方案。本书首先讲述了优质睡眠的重要性。接下来，本书从早上、晚上、每周、季节，以及年龄五个方面，提出了适应各种生活变化的睡眠法。此外，本书还贴心提供了特定情境下的睡眠建议，如饮酒后如何保证优质睡眠，以及如何根据个人生物钟调整睡眠模式等。本书可以帮助广大职场人士和面临睡眠困扰的人士在快节奏的现代生活中找到适合自己的良好睡眠模式，进而提高生活质量，实现身心健康。

◆　著　　　　[日] 角谷獠
　　译　　　　苏天悦
　　责任编辑　刘日红
　　责任印制　彭志环

◆　人民邮电出版社出版发行　　　北京市丰台区成寿寺路 11 号
　　邮编　100164　　电子邮件　315@ptpress.com.cn
　　网址　https://www.ptpress.com.cn

　　北京九天鸿程印刷有限责任公司印刷

◆　开本：880×1230　1/32
　　印张：8.125　　　　　　　　　2025 年 7 月第 1 版
　　字数：123 千字　　　　　　　2025 年 7 月北京第 1 次印刷

　　著作权合同登记号　图字：01-2024-5561 号

定价：49.80 元

读者服务热线：**(010)81055296**　印装质量热线：**(010)81055316**
反盗版热线：**(010)81055315**

每个人都有属于自己的优质睡眠五要素，按这五个
要素来做，即可拥有优质睡眠。

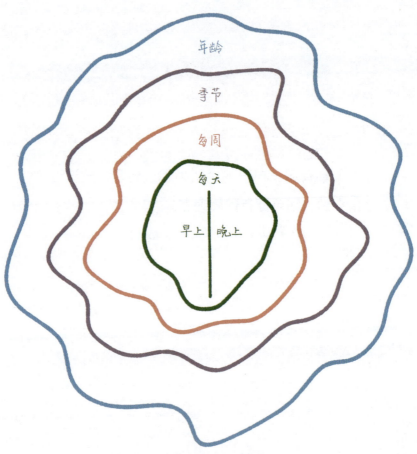

年龄
季节
每周
每天
早上 | 晚上

优质睡眠五要素

对于职场人士而言，最重要的既不是"饮食"也不是"运动"，而是"睡眠"

我的工作是在各家企业中，为那些深受睡眠问题困扰的员工们提供支持，帮助他们"用自己的力量实现优质睡眠"。这是一种被称为"睡眠教练"的职业，在很多地方并不为人所熟知，大多数人甚至根本没有听说过它。

作为一名睡眠教练，我曾为日本65000多名深受睡眠问题困扰的职场人士提供过帮助，他们来自各行各业，既有知名大企业，也有小型企业。

我并不是从一开始就从事帮助他人改善睡眠的工作。

大约15年前，我离开了日本神户市政府的工作岗位，开始创业。那时，我教授的是专为职场人士设计的肌肉力量训练，旨在帮助他们在工作时保持巅峰状态。

进行肌肉力量训练，可以有效增强人们的抗压能力并激发他们的斗志，从而为工作带来诸多积极影响。然而，我逐渐意识到，仅仅通过肌肉力量训练并不能使人们达到最佳工作状态。

大约10年前，我取得了高级睡眠健康管理师资格，与此同时，我从事帮助他人改善睡眠和饮食的工作。随着时间的推移，我帮助的人数逐渐增加，最多时我同时为超过400人提供帮助。通过收集数据，我逐渐发现，职场中最困扰人们的问题其实是睡眠不足。

虽然也有一定比例的人存在饮食上的问题或缺乏运动的情况，但与存在睡眠困扰的人数相比，这些要少得多。

睡眠与心理状态和幸福感之间的关联远远超过饮食和运动。高糖饮食和缺乏运动都对人们的身体健康不利，但它们对人们的心理状态和幸福感的影响不如睡眠问题那么严重。睡眠不足会导致人们心理状态低落，幸福感急剧下降。

睡眠对于工作至关重要，然而，许多日本职场人士都没有得到充分的睡眠，并因此备受困扰。

在一项针对饱受睡眠问题困扰的职场人士所做的问卷调查中，当被问及是否希望改善睡眠质量时，回答"是"的比例超过了80%。这一比例显著高于希望改善饮食（约41%）或缓解运动不足（约23%）的人群。这充分反映了大多数职场人士渴望改善自身睡眠状况的强烈愿望。

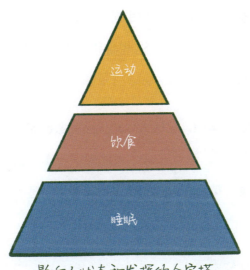

影响人状态和发挥的金字塔

随着时代的发展，曾经鲜为人知的"睡眠产业"迎来了突如其来的巨大转机。在日本2017年度流行语大奖中，"睡眠负债"一词成功入选最佳流行语的前十位，这让许多日本人对睡眠的重要性有了更加清晰的认识，不再只是停留在模糊的感受上。我曾经猜测，这一流行趋势会让像我这样的睡眠教练的需求激增，但我的预测完全错了。

事实上，这次"睡眠负债"成为热词带来的主要变化是：高端床垫和枕头的销售量激增，使用CPAP（治疗睡眠呼吸暂停综合征的设备）的人数增加，以及与睡眠相关的补品和保健品开始畅销。流行的似乎是那些只需花费金钱就能解决睡眠问题的商品。当然，这些商品对睡眠多少会有些改善，这也不失为一件好事。

然而很不幸地，这让大众对优质睡眠的印象变成了"需要花钱去解决"，这就非常令人遗憾了。实际上，大多数人可以在几乎不花费一分钱的情况下获得优质睡眠。

当然，确实存在一部分人，例如那些患有严重睡眠呼吸暂停综合征等疾病的人，他们很难仅凭自己的力量获得优质睡眠。然而，对于大多数人来说，只需在日常生活中做一些小调整或改善睡眠环境，就能轻松获得良好的睡眠。

　　诚然，用金钱解决问题是一种可行的途径，我无意否认这一点。但我更真诚地希望并期待，更多的职场人士能够通过深入了解自己的睡眠特点，掌握那些能够让他们<mark>终身受益的优质睡眠技巧</mark>。这样，他们不仅能真正改善睡眠质量，还能因此享受更加充实的人生。

　　无论你多么忙碌，无论季节更替、年龄增长还是家庭环境的变化，你都可以随时翻开本书，运用其中介绍的各种方法，享受优质的睡眠。正是怀着这样的期望，我与编辑、插画师们共同倾注心血，完成了本书的创作。

　　希望本书能够对你、对你的家人和周围的人有所帮助。

目录

第2章 为了得到"优质睡眠"，你需要记住这些新常识

第3章 优质睡眠之计在于晨

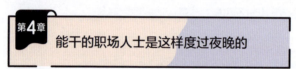

第4章 能干的职场人士是这样度过夜晚的

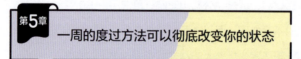

第5章 一周的度过方法可以彻底改变你的状态

第6章 应对季节变化的优质睡眠技巧

第7章

因年龄而逐渐变化的优质睡眠技巧

"优质睡眠"对于现代职场人士而言不可或缺的理由

从今往后，工作的重点将不再是『DO』，而是『BE』

相信大部分的职场人士都能够充分理解时间管理的重要性。从古至今，"何时、做什么事情"一直是工作中的重要因素。

然而，我却感觉到，所有人都在关注"在什么时候做什么（Do）"，却往往忽视了"以何种状态去工作（Be）"的重要性。

近年来，简单的工作，或重复性的任务，已经逐渐被计算机所取代。

在不远的未来，唯有需要头脑清晰、能够保持专注，并且在不感到困倦、心情平静而不易烦躁的状态下执行的工作，才会需要人类来完成。

例如过去，制作一张传单这样看似简单的任务，实际上需要做大量的工作。然而现在，我们只需要从众多模板中挑选一个合适的，然后简单地添加照片和文字，就能轻松制作出一张高质量的传单。

在这种情况下，工作的重点就变成了如何去选择"最合适的模板""最合适的照片"和"最合适的文字"。

因此，对于职场人士来说，最重要的是如何保持最佳状态进行工作。

这里只是举了一个简单易懂的例子，但在未来，所有的工作都会更加注重"以何种状态去工作（Be）"而不是"在什么时候做什么（Do）"。

如果你通过良好的睡眠，从早晨开始就能够以精神饱满的状态投入到工作中，那么，一天中的绝大部分时间，你都将能够在良好的状态下工作。

未来，职场人士首先需要塑造良好的个人状态（Be），随后在此基础上学习正确的知识和信息（Know），并将所学付诸实践（Do）。这种先有状态，再有知识，最后行动的模式，将逐渐成为各行各业、各类业务的新标准。

将来的工作要求的将不再是「Do」而是「Be」

❶ 在将来的工作中，"以何种状态去工作"的重要性将逐渐增加。

❷ 通过优质睡眠以良好的状态投入到工作中，这将会成为通往职场成功的捷径。

❸ 未来的职场人士需要先达到良好的状态，再学习正确的知识和收集信息，最后执行。

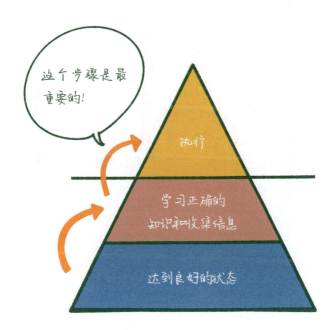

这个步骤是最重要的！

执行

学习正确的知识和收集信息

达到良好的状态

优质睡眠将能够消弭职场中的

不平等现象

从公司高层到新晋员工，我为不同层级的职场人士提供过睡眠支持和帮助。我特别关注那些睡眠质量不佳的员工，因此，在进行任何干预措施之前，我会对所有员工进行全面的睡眠测试和心理评估。

虽然我早已从各种论文和研究中了解到"睡眠问题"与"心理问题"之间存在着密切关联，但实际上，在我迄今为止接触的超过5000名客户中，测试结果也再次明确证实了睡眠问题（失眠程度）与心理问题（抑郁程度）之间的高度相关性（详见第9页图）。

研究表明：即使是在同一个部门中从事几乎相同工作的员工，仅仅通过改善睡眠问题，就能显著提升其"心理状态指标"和"幸福感"。随着睡眠质量的提高，这些方面都会得到改善。

在当今时代，几乎没有哪个行业或公司能够准确预见未来的发展趋势并能够保持持续稳定增长。各行各业或公司都面临着高度的不确定性和巨大的压力，因此，承受巨大压力的人群正逐年增多。

在同样的工作环境中，总会有一些人能够安然入睡，而另一些人却难以入睡。这导致了一部分人在工作中精力充沛、状态良好；而与此同时，另一部分人却感到疲惫不堪、不适应。这种睡眠上的差异是真实存在的，并形成了一种职场上的隐形的不平等。而且，这种不平等会直接体现在心理健康和幸福感的差距上，因此，可以说它比薪资差异造成的影响更加深远。

不过好消息是，只要掌握了一些基础的技能，这种睡眠差距是可以在不花钱的情况下弥补的。相比之下，弥补饮食差距通常需要投入大量的金钱和精力，而解决运动不足的问题则更加困难。

但睡眠的改善则不同，它既不需要额外的金钱投入，又不要求过多的体力付出。

或许这样的观点听起来显得有些武断，但无论未来充满多少变数，也无论压力多么沉重，只要每晚能够充分放松，进入高质量的睡眠，生活就会变得更加轻松。如果能够每天早晨神清气爽地醒来，那么面对各种挑战时也会更有力量。

对于所有职场人士来说，"优质睡眠"无疑是一项必备的生存技能。

优质睡眠将成为职场人士的必备技能

❶ 睡眠障碍和心理障碍之间存在着极强的正相关性。

❷ 比起解决饮食问题和运动问题，改善睡眠既不用花费金钱，又不用花费时间。

❸ 比起职场的不平等，消除睡眠的不平等是首先需要解决的问题。

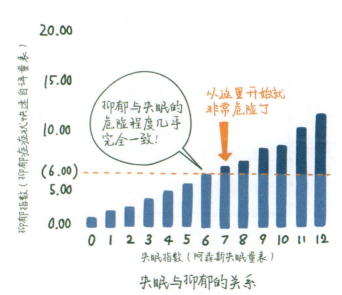

抑郁与失眠的危险程度几乎完全一致！

从这里开始就非常危险了

失眠与抑郁的关系

来自对6039名工作的20~60岁男女的调查（Liflee调查）。

在日本，即使是过着平凡的日常生活，人们也可能面临睡眠不足的问题

"日本的睡眠环境是全世界最差的。睡眠障碍造成了巨大的经济损失"。

你是否曾经听过这样的说法？

明明自己和身边的人都没有什么让人夜不能寐的坏习惯，而且其他国家的人也同样在睡前玩手机游戏，为什么偏偏只针对日本做出这种评价呢？

然而，通过综合各项调查结果来看，日本确实是全世界患有睡眠障碍人群占比最高的国家。平均下来，经推算，因睡眠障碍而造成的人均经济损失也是世界上最大的。

究其原因，在日本的社会环境中，仅仅是按部就班地过着普通生活，就可能导致睡眠不足的情况发生。日本人睡眠障碍的一个主要原因是夜间照明过于明亮。

整体来看，日本家庭的夜间照明普遍比其他国家明亮得多，这种高亮度甚至足以对任何人造成睡眠障碍。

有调查显示，日本的商场、餐厅等店内的平均照明亮度会比国外高出约40％，而公共设施的亮度更是达到了国外的5倍以上。

我曾在睡眠教育机构学习夜间照明相关知识，当时学到过这样一个知识点：如果便利店将灯光调暗，销售额便会受到影响。事实上，某大型连锁便利店为了减少对顾客睡眠质量的干扰，曾经尝试过在夜间稍微调低店内的灯光亮度。但是实施后，客流量随之减少，销售额也明显下降。最终，便利店不得不恢复原来的高亮度照明以维持营业额。

日本人容易出现睡眠障碍的另一个原因，据说是超过80%的人都携带与不安情绪相关的基因。

所谓的"不安基因"，在医学上被称为5-羟色胺转运体启动区S等位基因。这是一种使人在精神上更容易感到不安的基因，在全球范围内，日本人携带该基因的比例位居第一，远远超过其他国家（详见第13页图）。

由此可见，日本人之所以容易出现睡眠障碍，大多是夜晚难以入睡所导致的"入睡困难型障碍"，而这一现象的主要原因很可能与日本人普遍携带的基因有关。

综上所述，在日本，即使是过着平凡的日常生活，也有相当大的概率罹患睡眠障碍。

日本是一个容易让人产生睡眠障碍的国家

❶ 日本家庭的夜晚平均亮度很有可能成为导致睡眠障碍的原因。

❷ 在日本，家庭以外的地方，夜间的照明也非常亮，并且这个倾向很难得到改善。

❸ 80%的日本人都持有容易变得不安的遗传基因，在夜晚容易陷入烦恼中。

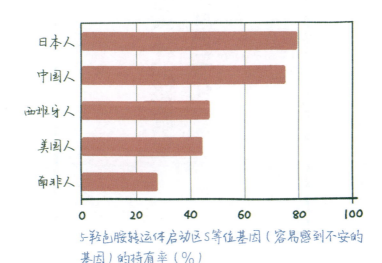

日本人
中国人
西班牙人
美国人
南非人

0 20 40 60 80 100

5-羟色胺转运体启动区S等位基因（容易感到不安的基因）的持有率（%）

出自：山本润一著"不安遺伝子を抑えて心がす～っとラクになる本"（秀和システム）。

睡眠障碍造成的最坏的影响是使你的人际关系逐渐恶化

在日本众多行业中，有一个行业正在全行业范围内积极努力，旨在改善员工的睡眠状况，那便是交通运输行业，特别是那些负责驾驶飞机、火车、地铁和公交车等载客工具的司机们。从现今的安全角度来看，为他们提供更好的睡眠保障是理所当然的事情。

交通运输行业之所以投入大量精力改善从业人员的睡眠状况，是因为曾经频繁发生因司机睡眠障碍导致疲劳驾驶，最终酿成严重伤亡事故的惨痛教训。

事实上，研究表明，如果司机处于重度睡眠不足状态，造成交通事故的可能性会上升至通常情况的5~7倍。因此，就算没有搭载乘客，对于驾驶车辆的司机来说，改善睡眠状况、消除睡眠障碍也是当务之急。

由此可见，日本改善从业人员睡眠状况的主要目的是为了预防和减少交通事故的发生。而在欧美国家，改善睡眠更多是为了规避人际关系的紧张和社会交往中的障碍。

当一个人长期处于睡眠不足的状态时，很容易仅因为一些微不足道的小事就变得烦躁不安，对他人的态度也可能变得冷淡或敷衍。相信每个人都曾有过类似的经历。然而，许多人可能会认为，这仅仅意味着人与人之间交流的质量有所下降，并不会对工作造成太严重的影响。

实际上，科学研究发现，睡眠不足不仅会对本人造成影响，而且还会对身边的人产生负面作用。例如，当一个人处于睡眠不足的状态时，周围人"想要与其交往"的欲望会显著降低，这一结论已被多项研究证实。

这是因为人类会下意识地远离那些睡眠状况不佳的人。

此外，睡眠不足的人也更倾向于对他人缺乏信任。如果团队中有某个成员深受睡眠障碍困扰，就很可能导致整个团队的工作参与度下降。

在现代的大部分职场环境中，一个团队能够创造的价值在很大程度上依赖于内部的沟通效率与协作效率。正因如此，团队成员之间的参与度与信任度已成为决定工作成败的关键因素之一。因此，即使是在不需要驾驶交通工具的行业中，睡眠障碍也会严重削弱团队成员之间的协作和信任。为了提升团队效能与工作质量，职场人士改善自身睡眠状况就显得尤为必要。

睡眠障碍会影响人际关系

❶ 改善睡眠不仅是为了预防交通事故的发生，而且也对避免人际关系恶化至关重要。

❷ 长期受到睡眠障碍困扰的人往往难以信任他人，这种状况会对工作表现和团队协作带来负面影响。

❸ 在未来的职场中，确保每位员工获得高质量睡眠、以最佳状态投入工作，将成为提升团队整体效能的关键所在。

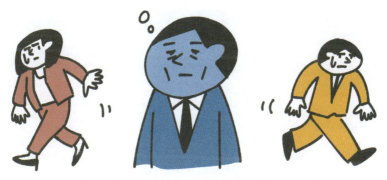

人们会下意识地想要远离睡眠状态不佳的人！

第 1 章

优质睡眠五要素

每个人都有属于自己的优质睡眠五要素

在我们的人生中，有三分之一的时间被用于睡眠。

然而，真正能够掌握正确睡眠知识的人又有多少呢？

在国外，这些观念早已成为社会常识：学校会开设关于睡眠重要性和科学睡眠方法的课程；在职场，每位员工都能接受睡眠相关培训并获得各种帮助。

相比之下，日本大多数人几乎没有机会系统地学习睡眠相关的知识。其结果便是，根据日本文部科学省的调查，日本超过60%的高中生和80%的大学生在问卷中表示自己"曾在课堂上困得不行"，这一比例是美国学生的3倍以上。

日本成年人的情况更为严峻。调查显示，日本有超过60%的成年人，根据国际标准被评估为"很可能患有失眠症"或"有患失眠症的风险"。

通过这一对比，不难看出，日本与国外在睡眠教育方面存在显著差距。

虽然需要经过学习，但在掌握了基本的睡眠原则后，只需随着年龄增长和生活状态的变化，适时补充一些新的知识，就足够有效应对各种情况了。

因此，获得甜美舒适的睡眠其实并不是一件很难的事情。

不过，人在生活境况的不断变化中，所需要掌握的睡眠技巧也会随之变化。为了应对这些变化，本书为你提出了"优质睡眠五要素"这一概念。

优质睡眠五要素包括：一、早上（Day）；二、晚上（Day）；三、每周（Week）；四、季节（Season）；五、年龄（Age）。每个要素都分别对应着不同的优质睡眠技巧。

早上的优质睡眠技巧，临睡前的优质睡眠技巧，以周为单位的优质睡眠技巧，应对不同季节、适合不同年龄的优质睡眠技巧……每一种都有所不同。

从呱呱坠地直至生命终结，人在这一生中的每一个阶段，都需要其所对应的优质睡眠技巧以获得舒适安稳的睡眠，然后以精神饱满的状态度过。这本书则将这些优质睡眠技巧汇总成一册。人的一生中难免有起起伏伏，而这样一册书会伴你平稳度过。如果你深陷睡眠问题的困扰，只要翻看对应的章节，就一定能够得到提示，从而纵享优质睡眠。

一本书在手，尽享一生优质睡眠

❶ 与其他国家不同，在日本，人们很难有机会接触睡眠相关知识。

❷ 而其结果则是，日本成为全世界无论是孩子还是成年人，都最难得到优质睡眠的国家。

❸ 只要能够活用这本书，无论任何人，无论何时何地，都能够轻松获得优质睡眠。

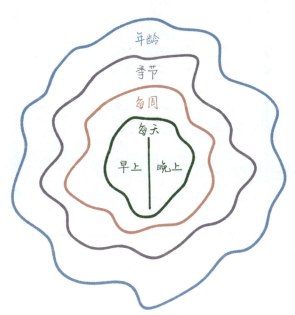

优质睡眠五要素

『你为什么想要得到优质睡眠？』

目的越明确，就越容易睡好

你为什么会摊开这本书呢？

或许是因为工作和生活繁忙，无法抽出更多时间来增加睡眠，但却希望在工作时减轻疲劳；又或许是即使睡了很长时间，也无法完全消除疲劳，想在清晨神清气爽地醒来。我认为，每个人追求优质睡眠的理由各不相同，甚至也有一些人并没有经过深思熟虑，只是单纯地想获得更好的睡眠体验，于是便拿起了这本书。

毕竟，各类电视节目和图书都在反复宣传优质睡眠的好处，如让头脑变得更加聪明，甚至永葆青春等。如果睡眠真能如媒体所描绘的那般神奇，自然是非常有诱惑力的。

然而迄今为止，我已经为超过65000名的职场人士提供过优质睡眠的建议和协助，根据我的经验，其中的大部分人其实都没有一个非常明确的、想要获得优质睡眠的理由。这是为什么呢？如果像睡眠不足，或是早晨醒来后仍感疲劳这样的状态长期持续的话，人往往会逐渐适应并习惯，甚至误以为这就是正常的生活状态。这种认知的偏差自然会削弱人们想要改善睡眠问题的强烈动机和欲望。不仅如此，不同于减肥瘦身，睡眠质量并没有一个像体重或腰围这样明确的指标，因此，它并不容易让人燃起挑战的欲望。

不过，既然你已经翻开了这本书，那就在此教你一个能够获得优质睡眠的锦囊妙计吧。

若是想要将自己的睡眠状态从睡眠障碍提升至优质睡眠的等级，其实需要将你想要获得优质睡眠的理由再更加深入地挖掘一下。

毫不夸张地说，根据我的实践经验，如果在明确了想要获得优质睡眠理由的基础上，再按照优质睡眠五要素循序渐进地努力，绝大部分的人（94%）都能够获得优质睡眠。

"晚上躺在床上很快就可以入睡""早上起床后疲劳感烟消云散，感到神清气爽，精力充沛""早上睁开眼就可以立刻清醒，不用担心翻来覆去地睡回笼觉"……对现在的你来说，想要改善睡眠状况的理由是不是其中之一呢？

除此之外，你还可以试着明确写下自己对美好生活的期望，例如"如果通过高质量的睡眠消除整天的疲劳，迎来一个清爽的早晨，我想做哪些充满活力的事情"，或"如果在休息日清晨神清气爽地早早起床，我会选择完成哪些计划"。与其专注于睡眠障碍的负面影响，不如从正面的角度思考改善睡眠的积极意义。这种思维的转变将显著提升你实现优质睡眠的成功率。

你为什么想要得到优质睡眠

❶ 睡眠的改善与节食减肥等不同，没有一个明确的指标，很难一目了然地判断收效，因此非常困难。

❷ 现在，从你因睡眠障碍导致的负面影响中寻找出最迫切需要解决的一项。

❸ 列出在摄取优质睡眠后想要做的事情，愿望越明确，睡眠质量改善的成功率就会越高。

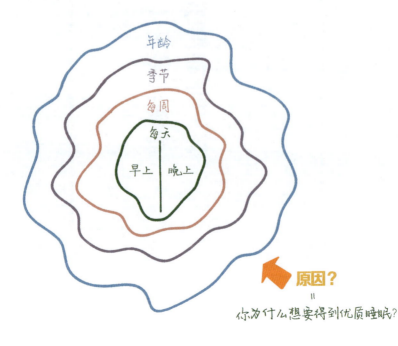

年龄
季节
每周
每天
早上 | 晚上

原因？
＝
你为什么想要得到优质睡眠？

明确一天（Day）中的优质睡眠规律，睡眠改善就相当于成功了一半如果被问到"怎样才能减肥",恐怕几乎所有人都知道:减少饮食摄入量,同时增加运动,大概率就能瘦下来。然而,改善睡眠却完全不能简单地套用同一套逻辑。人有时候即使只睡了很短时间,醒来时也能精神焕发;反之,有时候明明睡了很久,醒来后却依然感觉疲劳难消,甚至越睡越困。这种不可捉摸的现象让人难以理解。事实上,构建理想的睡眠模式是一件非常复杂的事情,并不能短时间内就总结出一套万能的通用方法。

话虽如此,但这并不意味着我们就对改善睡眠束手无策、毫无办法。只要脚踏实地、一点一滴地尝试和积累,每个人都能找到最适合自己的优质睡眠规律。无论身处何种季节或哪个人生阶段,人们都有机会享受舒适而高质量的睡眠。

达成优质睡眠的第一步就是寻找"最基本的一天的优质睡眠规律"。

首先,人们需要找到并摸索出最适合自己的早晨和晚间生活模式,以及最佳的就寝与起床时间。其次,结合自身的体质特点和工作节奏,总结出一套优质睡眠规律,让自己能舒舒服服地度过每一周。只要顺利完成这两个步骤,无论季节如何变化、工作多么忙碌,都可以随时享受到高质量的睡眠。

即使随着岁月流逝，你的年龄逐渐增长，一步步地迈入新的人生阶段，与伴侣建立家庭，携手迎接生活中的新篇章，我也衷心希望这些优质睡眠技巧能继续陪伴你，帮助你在漫长人生中，始终保持高质量的睡眠与最佳的生活状态。

不过，请记住：通往舒适睡眠的千里之路，始于每一天规律的作息。这是改变的第一步，也是最关键的一步。

请谨记优质睡眠最最基本的知识：将疲劳在当天全部消化掉，让身心得到充分的恢复。

有些人可能会误以为：连续几天睡眠不足后，只要通过补觉把"欠下的睡眠"补回来，身体状态就能完全恢复。然而，研究已经证实这种想法是完全错误的。

除此之外，还有一个不为人知的事实：日本人体内的生物钟一天的周期平均约为24小时零9分。也就是说，日本人体内的生物钟每天会比自然时间多出9分钟。由于这个小小的时差，日本人往往会更容易积累疲劳，而解决这个问题最简单的方法，就是利用每天的优质睡眠来重置生物钟。

可以毫不夸张地说，只要掌握了适合自己的优质睡眠五要素中早上与晚上的使用方法，通向优质睡眠的道路就已经成功了一半。

首先要以天（Day）为单位，寻找到最适合自己的基础优质睡眠规律

❶ 因为睡眠质量的改善没有明显的标志，最初容易令人手足无措，所以需要脚踏实地地逐步进行。

❷ 优质睡眠的基本原则就是将每一天的疲劳在本日内通过睡眠恢复。

❸ 可以说，找到了适合自己的一天的优质睡眠规律，睡眠的改善就已经成功了一大半。

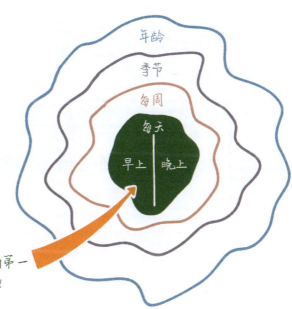

年龄

季节

每周

每天

早上　｜　晚上

优质睡眠的第一步由此开始！

一周的睡眠关键在于周一，如果周一没有睡好，会给一周带来坏影响对于绝大多数职场人士而言，一周的睡眠状况通常分为工作日作息和休息日作息两种模式。根据日本总务省的调查数据显示，日本的职场人士在休息日平均比工作日多睡 1 小时 24 分。

先不说这一个多小时的时长是否科学，但可以肯定的是，职场人士一周的最佳优质睡眠规律，正是根据每天的状态和需求调整每一天的睡眠时长，而不是每天都固定不变。

现在各行各业的工作方式正在逐渐多样化，在这里我们暂时以目前最为普遍的每周工作五天为例进行讲解。对于职场人士来说，首要任务是确保在周一早晨能够神清气爽地醒来，为新的一周的睡眠打下良好的开端。

相反，如果周一早上没能以饱满的精神状态开始，不仅一整周都可能陷入低迷，还可能在后半周被迫通过减少睡眠时间来弥补积压的工作，周末则因为疲惫不堪而什么都不想做。这种情况会导致下一个周一依然无法充分恢复，从而陷入恶性循环。

因此，为了在工作中始终保持最佳状态，周一的高效起步非常重要。接着，在周中需要尽可能地延长睡眠时间，为通常最容易感到疲劳的周四做好准备。

只要做到这些，毫无疑问，你将会在这一周中时刻发挥出最佳状态，轻松应对任何挑战。

人在周末难免需要更多的私人时间，为了各种周中腾不出时间的兴趣爱好而挑灯夜战。然而，如果打乱了睡眠节奏，明明在工作日睡眠状态良好，却在周末反而休息不足，可能会导致幸福感下降，就未免有些得不偿失了。因此，我建议，在确保睡眠质量的前提下，周末可以适当留出一点熬夜的时间，但切记不要过度，以免影响周一的精神状态。

当然，工作中难免会遇到压力大的繁忙期，并且不同人因健康状况和体质差异，感到疲劳的具体时间点也有所不同，但调整作息的基本思路是共通的。

本节所介绍的以一周为一个周期的调整睡眠的思路，可以应对一切职业、一切工作强度。根据这一思路结合自己的工作节奏，制订一套专属于自己的优质睡眠规律，无疑会让你的生活更为从容和高效。

以一周为单位，制订属于自己的
一周优质睡眠规律

❶ 大多数人只将睡眠模式简单分为"工作日睡眠"和"休息日睡眠"，这是远远不够的。

❷ 无论如何都要保证自己在周一早晨能够以精神十足、活力满满的状态醒来。

❸ 如果能将上班的疲劳在工作日完全弥补回来，周末就可以稍微晚睡一会儿，享受夜生活。

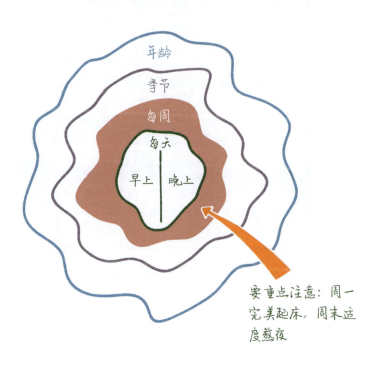

年龄
季节
每周
每天
早上 | 晚上

要重点注意：周一
完美起床，周末适
度熬夜

每个不同的季节，以及季节更替之际，都有其对应的优质睡眠小技巧古人云："春眠不觉晓"。正如这句古诗所描述的，春天的时候，我们经常无法察觉到天光大亮，稍不小心就睡到日上三竿。即使是平常习惯早起的人，也有相当一部分人唯独春天怎么也睡不醒（说来惭愧，我也是其中之一）。

而到了夏天，醒得早的人就变多了，连早上去公园散步的人流都有所增加。

相信大家多多少少都能意识到，无论是睡眠时间还是睡眠的规律，都会随着季节的变化而改变。然而，能够真正理解睡眠随着季节变化的规律，并以此制订自己的睡眠策略，保证自己的睡眠在一整年都处于最合适状态的人，却是少之又少。

本书的第6章将会教授你一些诀窍和方法，告诉你如何根据当前的季节调整自己的睡眠状态，使自己一直保持在最合适的睡眠状态。

据调查，现在每四个人里就有一个人会因低气压而引起头痛和各种身体不适，这种症状在日本被称为"低气压抑郁"。

从季节上来说，梅雨季节是气压变化最剧烈、低气压最多发的时期。如果想要在这个时期保持优质的睡眠，就必须多加注意，随时调整生活作息规律，才能够保障睡眠质量。

不只是梅雨季节，每当季节交替之际，气温和气压都会出现较大幅度的变化，使得环境变得非常不安定。因此，这个时期需要比平时更加留意气候和自己身体状况的变化，及时调整优质睡眠策略。

人体对外界环境有较强的适应能力，如果天气一直很炎热或是一直很寒冷，在这种气候条件较为恒定的环境下，身体就会逐渐适应，不会因此承受来自外界的额外的压力。

然而，如果气温骤然上升或下降、短期内温差变化较大的时候，身体就很难立刻做出调整，从而使人承受很大的压力。如果这个时候无法通过睡眠来调整身体状况，就很容易因睡眠质量下降而陷入恶性循环，使人的状态急剧恶化，无法在工作中发挥出应有的实力。

对于本就身处高压力、高强度状态的职场人士来说，掌握在季节更迭中随时调整睡眠状况的能力，想必也是在现代职场生存的必需条件之一吧。

"好像天气有点转冷了呢？"如果你感受到了季节的流转，不妨将本书翻开看看，一定会对你的工作和生活有所帮助。

在春、夏、秋、冬季节交替之际，优质睡眠的策略都需要进行调整

❶ 最合适的睡眠时长会因季节的不同而变化。

❷ 在季节交替之际，身体更容易积累压力，这时候需要小心对应。

❸ 如果能够在季节交替之际靠优质睡眠得到很好的休息，会对你有很大帮助。

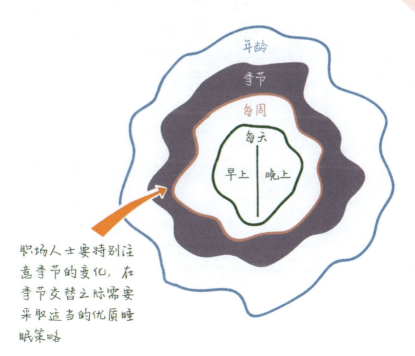

职场人士要特别注意季节的变化，在季节交替之际需要采取适当的优质睡眠策略

随着年龄的增长和重大人生节点的到来，应采取的优质睡眠策略也会发生变化很多人会发现：随着年龄的增长，自己早上醒得越来越早了。这并不是因为我们进入社会，拼搏磨砺后，自我管理意识增强了。很遗憾，这是身体开始老化的征兆。随着年龄不断增长，人所必需的睡眠时间会逐渐减少，体内生物钟也会不断变化。

日本厚生劳动省的睡眠指导方案也提到：人会随着年龄的增长而逐渐产生向"晨间族"转变的倾向。事实上，对绝大多数人而言，随着年龄的增长，最适宜的睡眠时长和规律都会产生变化。然而，很多人觉察不到这一点，误以为最适合自己的睡眠时长始终保持不变。

话虽如此，也没有必要因此而神经紧绷，时时刻刻盯着自己的睡眠模式进行不断微调。大约每十年重新规划和调整一次睡眠时间表就可以了。

此外，还有更年期及日本传统的"厄年"[1]一类，身体代谢功能和激素分泌会有很大幅度的变化，在这种身体状况变化较大的时期，也建议你重新审视一下当前的优质睡眠策略。

除了年龄的变化，像是结婚（或与恋人开始同居）和孩

---

[1] 日本的一种传统，指人到了特定的年龄，身上容易降临更多灾厄。男女厄年的年龄也不尽相同。据称来源于古代，并没有太多的科学依据，具体的计算方法各地也有所不同，比较常见的一种说法是：男性的厄年为25岁、42岁、61岁；女性为19岁、33岁、37岁、61岁。

子出生，这样人生中的重大变化发生的时间节点，同样需要对睡眠进行调整。

根据年龄变化所需的睡眠调整因人而异，这本身虽然不是一件很困难的事，但在不同的人生阶段，生活节奏往往受到他人影响，需要在沟通和磨合中慢慢适应，因此，难度很可能比想象中要大许多。例如，优质睡眠最适宜的室内温度对于男性和女性而言会相差甚多。对于同居一个屋檐下的夫妻来说，如何调整室温就成了一个需要通过充分沟通和相互妥协来解决的问题。

再例如，孩子出生后，父母的生活节奏可能会因为孩子频繁夜啼和起夜而被打乱。在这种情况下，父母之间如何协调配合，将孩子对睡眠的影响降到最低？可惜的是，这些知识和技巧无论哪本书都不会提供明确的答案，因此，大部分家庭能做的也就只有硬挨过孩子夜晚躁动的年纪，在忍耐中苦苦等待孩子的成长。

但幸运的是，本书的第7章不仅将教授你随着年龄增长调节睡眠时间表的方法，而且会提供稀缺的、如何平稳度过重大人生节点和种种磨合适应期的睡眠技巧，在贴合实际问题的同时提供真实有效的睡眠解决方案，希望可以对你有所帮助。

随着年龄的增长和重大人生节点的到来，优质睡眠策略也应及时调整

❶ 人最适合的睡眠时间会随着年龄的增长而变化，需要根据年龄的变化采取适当的策略。

❷ 年龄段的跨越、"厄年"等变化显著的时期，睡眠状况也会随之改变。

❸ 随着家庭成员的增加，需要和别人配合一起调整睡眠策略，需要新的睡眠知识和技巧。

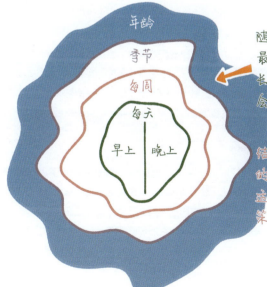

随着年龄的变化，最适合的睡眠时长和睡眠规律也会改变

而且

结婚等人生中重大的变化都有与之相适应的特殊睡眠策略

43

睡在地板上和睡在高级床垫上，睡眠质量到底会不会有所不同

许多知名极简主义者曾发表过类似的观点："无论是睡在地板上还是睡在高级床垫上，最终的睡眠效果其实差别不大。"此外，部分网红博主更是亲身尝试，发布了关于不买床垫、直接睡在地板上的体验视频和文章，记录自身的实际感受和体会。

这个观点乍看之下有博人眼球、哗众取宠之嫌，却是实实在在得到科学研究佐证的，在斯坦福大学设立全世界第一个睡眠障碍研究中心的睡眠学权威研究者威廉·迪蒙特博士的研究也证实了这个观点。

最初，迪蒙特博士收到某个生产床垫的厂家的委托，希望能够通过研究数据证明，比起市面上的一般床垫，该厂家所生产的高级床垫对睡眠质量有明显的改善效果。

在进行实验时，迪蒙特博士猜测，仅对比两个床垫对睡眠质量带来的影响可能差异较小，不难看出效果，于是又加入了"直接睡在混凝土地板上"的对照组进行实验。而令所有人震惊的是，最终的实验结果显示：睡在高级床垫、一般床垫和混凝土地板上的三个实验组的睡眠质量没有任何差别。一般来说，这种有悖于出发点的研究结果都会被偷偷雪藏，然而迪蒙特博士却将其公之于众，听闻此事的床垫生产厂家勃然大怒，于是撤回了对团队的研究经费支持。

前文也提到过，有很多人听闻了这个实验结果后实际去体验对比了一下，但大多数人得出的结论几乎都是"还是睡床垫更舒服"。

再补充一点，有许多以运动员为对象的床垫实验，也都得出了在床垫上的睡眠效果要远好于睡在地板上的结论。例如，在某项颇具知名度的实验中，某高级床垫的厂家邀请了一些知名运动员，试睡该厂所出产的高级床垫，几乎所有参与实验的运动员都表示，睡在高级床垫时，睡眠质量显著提升。这一实验结果公布后，直接推动了该品牌高级床垫的热销。

这究竟是怎么一回事呢？

在后续的著作中，迪蒙特博士也坦言，他在当年的实验中选取了20~30岁的男性作为研究对象，这一选择存在明显的局限性，他也对此感到非常后悔。因为实验对象过于年轻，导致研究结论仅适用于有限的人群。因此，我们或许可以推测：如果你是二十几岁的年轻人，睡在地板上可能对睡眠质量影响不大。但如果你是需要高质量运动后恢复的专业运动员，或是已过30岁的人群，选择床垫显然会更舒适、更有利于睡眠。

第**2**章

为了得到"优质睡眠"，你需要记住这些新常识

× 『大好时光，用来睡觉就亏了』

○ 『大好时光，就是应该用来睡觉』

俗话说得好："一寸光阴一寸金，寸金难买寸光阴"。由此，很多人就会产生这样的相关联想：每个人都平等地拥有一天 24 小时，如果我能把睡眠时间缩短一点，就可以做比别人更多的事，领先他人一步。

除非是生来便天赋异禀，或是能够找到一些常人所无法企及的特殊捷径，人若是想在职场中做出一番成绩，无论如何也免不了比别人付出更多时间在工作和学习上。人的一生十分短暂，如果还想在工作和学习之余活得更加丰富多彩、充实快乐，就不得不考虑从没有任何建设性的睡眠里想办法削减时间。

其实我在市政府工作的时候也曾抱有这样的想法，为了把时间用在更加有意义的地方，甚至从未有一个晚上睡过 5 小时以上。一转眼已经过去了二十多年，现在回想起来，我那时候正是刚刚开始参悟"要怎样做才能在职场中获得成功"这个问题的答案的时候。再加之那时的日本正处于全社会都在推崇"量比质更重要"的时代，职场非常注重员工有多少知识、有多么勤劳肯干，只有博学且勤奋的员工才能够得到晋升。

然而现如今，知识获取的方式变得不再封闭，任何人只要轻轻动一下手指就能够获取海量的资讯。不仅如此，随着时代的不断进步，现在一些简单的重复性工作已经可以理所当然地交给计算机和人工智能（AI）来执行了。

在这样的时代，职场劳动者面临的首要挑战就是如何在高强度的工作环境中维持良好的身心状态，确保注意力集中、想象力充分发挥，并与团队伙伴保持良好的沟通和协作。而这些能力的基础，恰恰来自高质量的睡眠。相信有很多人已经知道：睡眠可以免费且高效地将头脑里的冗余清理出去，帮你整理记忆信息，使精神和肉体都得到休息和恢复。上述这些当代职场人所必需的工作前提，都能够通过一段良好的睡眠简单轻松地获取。

从前人们普遍将睡眠时间视为一种"浪费"，但在国外，睡眠时间更多地被视作"锻炼的时间"和"能量补充的时间"。而且最重要的是，人是一种会因睡眠获得幸福感的生物。睡觉本身就可以给人带来快乐和满足，更不必说睡觉还可以给人带来如此多的好处，简直可以说，不好好睡觉才是亏了。

睡觉并不是浪费时间，反而好处多多

❶ 在以往的时代，职场人需要通过削减睡眠时间来工作和学习才能取得事业的成功。

❷ 现如今的职场，更加需要工作者以良好的身心状态投入工作，并保持与他人的顺畅沟通和合作。

❸ 通过睡眠，可以不花一分钱，就轻松获取工作所需的最佳状态。如果不睡觉可就亏大了！

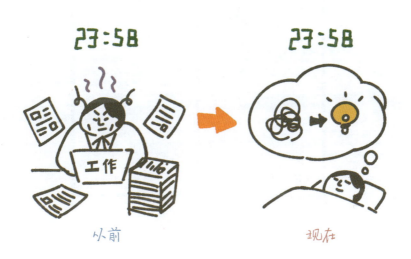

从前　　　　　现在

×「晚上非得睡够8小时不可」

○「最合适的睡眠时长因人而异」

我在开展睡眠讲座的时候，一定会先提问听众："你们知不知道日本厚生劳动省最推荐的睡眠时长是多久？"一般这里会给出五个选项，其中，每一次都有半数以上的听众回答"8小时"。实际上，大部分研究得出的睡眠时长的中位数在7小时到7小时30分钟。我认为，可能是因为媒体经常宣传"8小时是最适宜的睡眠时间"造成的影响较为深远吧。

然而与大部分人的认识不同，实际上，日本厚生劳动省推荐的最佳睡眠时长是"依据个人的状态而定"。

这可不是日本厚生劳动省为了偷懒随便写的，而是经过各项研究证实的结论。每个人最适合的睡眠时间并不恒定，而是根据其饮食量、体重等身体状况而异。因此每个人都不一样。话虽如此，如果没有一个基准，民众会感到迷茫和不知所措，因此，一般会划定一个平均值和安全范围供大家参考。

当初日本厚生劳动省在制作睡眠指导的时候，也曾想规定一个基准值作为参考。然而，经过实际调查，日本厚生劳动省发现，完全没有睡眠问题的健康人的睡眠时长从3小时到10小时不等，最大的差距竟高达7小时。

基于这个调查结果，日本厚生劳动省决定不去规定一个具体的推荐睡眠时长或睡眠范围。话虽如此，在一般大众的认知中，最佳的睡眠时间就应该是8小时，以此类推，就得出了如果睡不满8小时，就会导致睡眠障碍的结论。在我实际进行睡眠指导时，经常会遇到一些50多岁的人倾诉，明明这个年龄段最平均、最合适的睡眠时间应该是8小时，自己却只能睡7小时，并因此感到非常苦恼和不知所措。

那么，每个人的睡眠时长为何差别如此巨大呢？最近的基因研究也许能给出一个答案。直到最近一段时间，我们都认为与睡眠相关的遗传基因有20个，但随着研究的深入，人们逐渐发现，这个遗传基因的数量竟多达351个，也许在不久的将来，基因与睡眠之间的联系即将被彻底揭开。人与生俱来的遗传基因在一定程度上决定了最合适的睡眠时长，并且，这个时长一般会随着年龄的增长而逐渐减少。

除此之外，研究还发现，最合适的睡眠时长会随着季节、气温和日照时长而产生大幅度的变化。白天消耗的体力和脑力也会对当晚的睡眠时长造成影响，例如工作繁忙期会导致肾上腺素分泌增加，会使人更倾向于时长较短的睡眠。再加上现在以智能手表为代表的各种可穿戴的身体监测装置的开发。相信在不远的将来，随着科技的发展，每个人都能够轻易地找到自己最适合的睡眠时长。

最佳的睡眠时间不是恒定8小时，而是因人而异

❶ 日本厚生劳动省在种种调查后，发现每个人最适合的睡眠时间相差甚多，因此无法确定一个参考标准。

❷ "如果睡不满8小时就会导致睡眠障碍"只是一种认知的误区，并不是人人如此。

❸ 通过基因检测和使用各种可穿戴的监测装备，在不远的将来，每个人都能够简单地掌握最适合自己的睡眠时长。

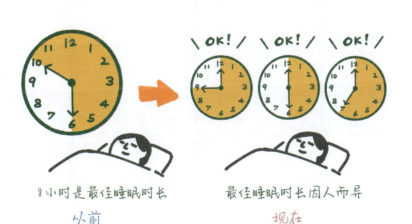

8小时是最佳睡眠时长

从前

最佳睡眠时长因人而异

现在

× 「不眠不休地努力」

○ 「努力地睡个好觉」

　　我时常感觉，在当代日本，不眠不休地工作和学习仍被视为一种美德。不幸中的万幸，社会终于认识到熬通宵对人的伤害太大，终归是没有再要求大家彻夜不眠，但我仍然能够在前来咨询的职场人士口中听到诸如"我经常在夜间工作，没有时间用来睡觉""除了工作我还要做家务、带孩子，最多只能腾出4小时睡觉"这样的烦恼。

　　的确，提出这些问题的人都面临着工作、家庭琐事等种种问题，但我透过这些问题看到的则是，社会仍然把这种削减睡眠时间用来工作的行为当作美德。

　　不知是基因本就如此，还是一方水土造就，大多数日本人的价值观里总是有一种"如果我不努力地工作、创造价值，就会失去生存的价值和意义"的偏执成见，我最近已经有意识地排除这种想法，但终究还是难逃这一思维桎梏。

　　最能够一目了然地体现这一点的做法便是"不眠不休地努力"。

　　然而，这种做法实际上非常危险。因为缺乏睡眠，即使最后失败了，也能够以"都这么努力了，失败了也不能责怪"为借口为自己开脱，从而轻易地放弃，进而失去了重新审视自己、调整策略重新挑战的机会。我也曾数次经历过这样的"努力"，不眠不休，但渐渐地，努力本身就成为了目的，让人迷失了原本的目标，陷入毫无建设性的自我陶醉中。长此以往，人便会陷入失败—再努力的无限循环，丧失最重要的自我提升的意愿，就此止步不前。

让自己拿出干劲其实是一件很简单的事。人在大多数时候，是一种会时常感到不安的动物，我们的祖先为了在残酷的自然界生存下来，演化出了一套名为"交感神经"的系统，它就像一个开关，可以让我们在仅仅0.2秒内就立刻切换至逃跑或战斗模式。与之相对的，我们还携带一个叫作"副交感神经"的系统，它主导让人放松的功能，对安稳的睡眠有极大的帮助。这个系统比较依赖人的主观意识来控制，如果没有找到诀窍，打开这个开关需要大约5分钟的时间。

因此，可以说，要想享受优质的睡眠、真正放松身心，并不能完全依靠本能，而是需要通过自己的主观努力来争取。

那么如果在今后的工作中遇到不如意，你会选择不眠不休地努力，还是通过努力地睡个好觉来调整自己的状态呢？

想必聪明的你一定已经有了自己的答案吧。

不要不眠不休地努力，而要努力地睡个好觉

❶ 你其实基本不需要不眠不休地努力，你之所以会感到必须时刻奋斗，只不过是因为基因和性格给你带来过度的危机感。

❷ 牺牲睡眠时间用来努力，不过是为自己的"辛苦付出"而自我感动，到头来还是一事无成。

❸ 放松身心舒适睡眠其实非常困难，需要付出努力才能获得。

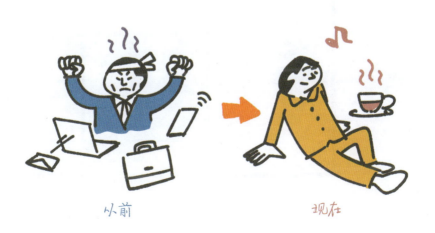

以前 现在

× 「喜欢的事情留到晚上做」

○ 「喜欢的事早上就做完」

各位职场人士是否也都有这样的经历呢？在学生时代，有什么想玩、想做的事情，都安排到晚上甚至深夜。高中的时候在房间偷偷躲着家长玩，大学就更加自由地玩到晚。在进入社会后，也会按照这个习惯继续享受难得的私人时光。

我常常会问咨询者："为什么总是把爱好留到晚上来做呢？"大多数人的回答非常一致："因为只有晚上才有自由的时间。"然而，当我进一步追问："那你真的玩尽兴了吗？"得到的回答却令人感慨："其实并没有。因为晚上已经很累了，最多刷刷视频、打打游戏，根本没办法静下心来做读书这样需要专注的事情。"

究其原因，对于现代的职场人士来说，工作的强度非常之高，每天需要接收和处理的信息量、需要深入思考的事情都多到无法和过去相提并论，到了晚上脑子里会充满各种乱七八糟的杂音，累得不得了，很难进行更多的思考。

因此，反正晚上做喜欢的事也无法集中精力，为何不尝试一下改变一直以来的习惯，将爱好移至早上做呢？在身体和思维都疲倦的状态下无法很好地享受兴趣带来的快乐的话，何不将晚上用来放松和休息，在尽享优质睡眠后，以饱满的精神状态开始自己真正想做的事呢？

　　我现在的工作场所是24小时开放的办公室，最能够安静地高效处理工作的时间段就是早上。最近也有许多咖啡馆、健身房开始提早营业时间，更有助于人们开展早上的活动。

　　如果在心身俱疲的状态下无法专注于自己喜欢的事情，那么不妨将夜晚的时间用来专注于优质睡眠，让身体和精神充分恢复。

　　试想一下，大清早，在优质安稳的睡眠后，人们感觉神清气爽，整个人都处于一个放松且精力饱满的状态，几乎所有的兴趣爱好都能变得更加快乐。我的亲身体验，就连平时觉得十分艰难晦涩的书也会在早上变得好读许多。

　　在早上，也许你可以集中于学习一门新的编程语言、挑战最喜欢的游戏的困难关卡、享受瑜伽和各种运动。仅仅是将娱乐时间移到早上，在同样的时长能够获得的乐趣也是截然不同的。

　　在不久之前的时代，同样的事情早上做和晚上做其实差别并没有很大，但在现如今这个信息爆炸的高压社会中，把喜欢的事情从晚上切换到早上来做，可能能够获得更多乐趣。

将喜欢的事情放到早上做

❶ 大部分的人已经养成了将喜欢的事情留到晚上做的习惯。

❷ 现代职场人士在晚上已经累得不行,因此最好将晚上时间用作恢复精力。

❸ 将原本在晚上享受的兴趣时间放在早上,可以享受到成倍的快乐。

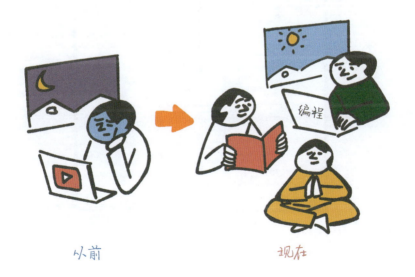

从前　　　　　　现在

× 「早睡才能早起」

○ 「早起才能早睡」

我最早学习有关睡眠知识的地方是一个叫作日本睡眠教育机构的团体。

在我学习高级睡眠健康管理师的资格证时,老师曾经非常突然地向学习者提问:"你们对'早睡早起'这句话怎么看?"

当时,一位同学回答说:"我认为这是一件非常好的事情,如果更多人能够理解这种生活方式就好了。"非常标准的答案。

在所有同学都对这个观点表达赞同的时候,老师却用非常严肃的语气说:"就是因为'早睡早起'这句话,把全日本的人都带向了睡眠的误区,所以我们才睡不好!"

我们一时还不能理解这句话的意思,老师接着问我们:"如果现在突然要求你们比平时早2小时睡觉,你们能做得到吗?"然后,老师收敛了一些语气,这样对我们说道:

"其实,人在入睡前的2~3小时,都会保持在清醒的状态。所以,人很难做到早睡。

但是,如果努力一下,人是可以做到早起的。因此,如果想要重新调整睡眠时间,变得能够更早地入睡、更早地清醒,必须从早起开始,否则很难成功。我们睡眠机构的专家老师们正是为了将大家习惯的'早睡早起'转变为科学的'早起早睡'而努力的。"

顺便提一下，在此之后，除了自己以外，我没有见过任何一个人提倡"早起早睡"。大概这个观点还没有在世间广泛流传开来吧。

在我实际进行睡眠指导的过程中，所接触到的试图从早睡开始改善睡眠规律的事例，大部分都失败了。

在此教大家一个切实可行的早起的诀窍：30分钟错时法，这个方法的成功率高达90%，非常推荐大家一试。具体的做法是：首先将起床时间提前30分钟，调整人体生物钟大概需要花上1~2周的时间来习惯定型，这之后再调整30分钟，像这样一点一点地将生物钟调整至理想的状态。如果来不及慢慢调整，一口气将起床时间提前2小时，也有70%左右的成功率。但请务必切记，在刚开始尝试的3周左右，起床后身体状态很可能非常不好，很容易在白天非常困，甚至在工作中出大错，因此必须要多加注意。

要将注意力放在『早起』而不是『早睡』上

❶ 人类从生理上很难突然做到比平时更早入睡。

❷ 如果想要将生物钟调整至更早地入睡、更早地醒来,需要从"早起"开始。

❸ 以每次30分钟的频率慢慢调整生物钟,大概率会成功。

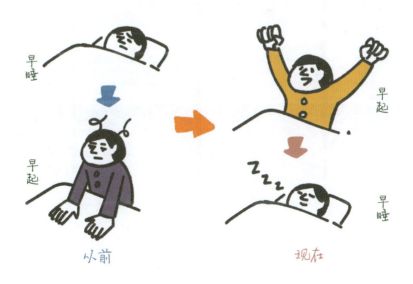

早睡

早起

以前

早起

早睡

现在

× 『醒了以后再起床』

○ 『起床以后再清醒』

相信大家都有在一些特殊的日子,例如小时候春游那天的早上,或是长大后出去打球或旅游的早上,一下子清醒过来,立刻从被窝里跳出来的经历吧。但是,有很多人把这种感觉误以为是一种"爽快的早起方式"。

如果把这种一年顶多两三次的经历作为"醒得爽快"的基准,那99%的人都不可能达到了。我在进行咨询时,听取有此类睡眠烦恼的人的经历时,发现他们在完全清醒之前会经历很多次回笼觉、在被窝里翻来覆去后,才能真正从床上爬起来。

这其实是一种"满足了起床的条件后才能够起来"的状态。实际上,它极端依赖两种条件,分别是"体温"和"激素(皮质醇)"的上升。

大多数人都是在床上慢慢等待这两个指标的上升才起来。当然,不同的人的上升速度和节奏有很大的差别,但无论怎样的体质,一直待在被窝里,无论是体温还是激素都很难立刻涨上来,清醒过来的时刻就更是一拖再拖。

与此同时,早上能够很快清醒过来的人,基本都是不等体温和激素的上升,直接爬起来,沐浴一下阳光,摄取一些水分,这些数值自然就会升上去。因此,这一部分人也就可以比其他人更先一步享受到惬意舒适的清爽早晨。

如果能够做到长期坚持这种行动模式，体温和激素上升所需的时间就会逐渐缩短，最后你就能够获得一个"清爽醒来的早起体质"。

最重要的是转变思考的方法——并不是要等自己完全清醒了再从床上爬起来，而是要先爬起来，身体自然就会清醒过来。只要思考方式能够改变，一个毫不拖泥带水的早起就如同探囊取物般简单。能够成功转变思考方式的人，早上从醒来到能够行动的时间将会被急剧缩短，能够支配的时间也就更多了。

有很多人声称自己早上低血压，没有那么容易醒来，但研究表明，其实早上的清醒和这之后的行动与血压可以说几乎毫无关系。然而，以这个逻辑进行思考的人，在经过许多年的自我认同后，身体和脑子都已经形成了这样的惯性，从醒来到清醒会比普通人花费更长的时间，但就算是这样的人，只要能够改变认知，也还是能够在更短时间内清醒过来。顺便提一下，根据我的调查，如果可以采取这样的早起方法，平均一天可以节约出28分钟，虽然时间并不是很多，但在争分夺秒的早晨就显得尤为珍贵了。

先起床，后清醒，然后获得一个神清气爽的早晨

❶几乎没有人能够一直保持一醒来就电量满格开始一整天的行动。

❷升高体温和激素不需要你一直躺在被窝里，起床后它们自然会升高。

❸如果能够做到先起床，等待身体自然清醒，一天可以多出28分钟的自由时间。

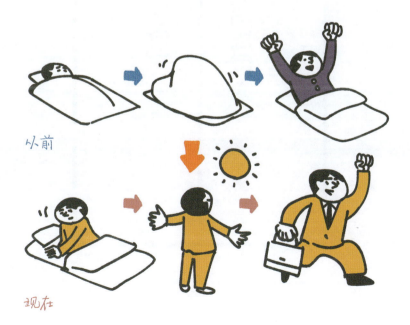

从前

现在

× 『优质睡眠只有利于自己』

〇 『优质睡眠还能造福周围人』

除了有极端睡眠障碍的人，大部分人就算睡眠状况已经很差了，也不会主动想要去改善。

同样的事情也出现在那些被指出BMI[1]和腰围、血压等数值不正常的人群之中。根据日本京都大学的一项大规模调查显示，虽然他们知道这些数值不正常对健康极为不利，严重时甚至可能危及生命，即使企业为此投入巨资（全日本企业总计投入高达600亿日元），为他们提供健康咨询和改善指导，但是他们中的大多数人却很少会真正采取行动去改变现状。

由此可以看出，人就算知道自己处于相当危险的状态，明确了解将来可能存在的各种风险，甚至有人愿意提供帮助的情况下，仍然很可能不会采取任何行动。

尽管如此，我在企业内举办睡眠相关讲座，并为面临睡眠问题的员工提供强制性的辅导和支持后，发现约有90%的员工实际上采取了改善睡眠状况的行动。不仅如此，我推出的为期一个月、每个工作日进行的睡眠辅导计划，也吸引了约70%的员工自愿参与。

为什么我能做到让他们采取实际行动呢？

对于尚未接受我的睡眠辅导的读者来说，这里稍微剧透一

---

[1] BMI（Body Mass Index）身体质量指数，简称体重指数，是诊断和评估肥胖严重程度最重要的指标。计算公式为：BMI=体重（千克）÷身高（米）^{2}。

下：在辅导过程中，我特别强调了一个人的睡眠障碍如何会对周围人造成负面影响，以及优质睡眠能够为周围人带来的积极变化，并通过生动的讲述让这些问题变得具体且直观。许多日本人非常注重不给他人添麻烦，并希望尽可能为周围人做贡献。因此，当他们意识到自己的睡眠状况对他人生活的影响时，往往会更有动力改善睡眠。

例如，对于一边照顾家庭一边工作的职场女性来说，下决心做出改变调整睡眠是一件非常困难的事，但如果通过列出数据等方法，令她们清楚地认识到自己的睡眠障碍将会给孩子的睡眠和成长造成严重的影响，如果自己通过优质睡眠改变了精神状况，可以给全家带来更多的快乐后，大部分人都成功地调整了自己的睡眠。而对于担任领导职务的人们来说，在理解了自己的睡眠质量低下将影响工作状态，进而使整个团队的工作状态以及协作性甚至相互之间的信赖度恶化，甚至有可能引发部下的身体状态恶化时，他们也都能够努力地改善自己的睡眠。

而这些人最终也在我的辅导下成功达成了优质睡眠，不断地传来"和家人的关系变好了""工作上的人际关系变好了"等捷报。这再次证明了优质睡眠不仅可以给自己带来益处，更可以以自己为圆心，辐射至身边的人，给身边的人也带来益处。

你的优质睡眠将改变身边人

❶即使健康状况和睡眠状况恶劣，绝大多数人也会认为只是自己一个人的事，而不想做出改变。

❷对于大多数日本人来说，如果是为了周围的人，他们会更加积极地采取改变措施。

❸实际上，改善睡眠质量的最大好处是可以改善与周围人的关系。

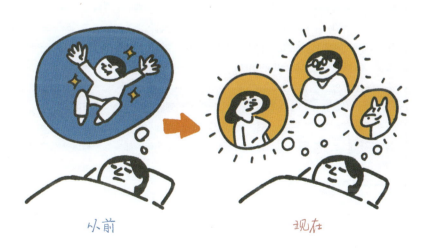

从前 → 现在

去找擅长改善睡眠的牙医定做一个矫正器吧

说到睡眠呼吸暂停综合征的治疗，最常见的就是CPAP（持续气道正压通气）呼吸机了。

除了脸型太过于小众的人群，以及对脸上穿戴机械设备有很强抵触的人群来说，CPAP呼吸机都是非常有效的睡眠呼吸暂停综合征的改善方法。如果可以解决穿戴时的问题，它几乎可以100%解决睡眠呼吸暂停综合征。

然而，CPAP呼吸机也有许多的问题。首先，如果出差或旅行的话会增加行李重量，还需要定期去医院检查机器运行情况和改善情况，是一笔长期的开销（在日本，就算使用医疗保险，每个月也需要花费5000日元左右）。除了本身的医疗效果以外，它是十分不方便的。然而，CPAP呼吸机的治疗效果比起从前的疗法可谓是天壤之别，因此一直以来都没有什么其他的解决方法。

而最近，我从睡眠学会听到了一个好消息：新改良的口型矫正器对于睡眠呼吸暂停综合征的改善效果已经直逼CPAP呼吸机。当然，现阶段口型矫正器的效果还不如CPAP呼吸机，但是，在持续使用的便捷性和可行性却大大优于CPAP呼吸机，如果综合这一项考虑，口型矫正器的效果已经可以与CPAP呼吸机相媲美了。

其实数年前，我就是靠着使用口型矫正器改善睡眠中的呼吸暂停症状，从而成功达成了使呼吸暂停的次数减半的效果。当年的口型矫正器的治疗效果还因人而异，是需要碰运气的，然而现在只要看脸型（下颌和口型等）就能较高概率判断出能不能使用口型矫正器了。我在和患者们的交流过程中，也收集到了许多通过使用口型矫正器改善了睡眠呼吸暂停综合征的事例，今后它也许可以成为睡眠呼吸暂停综合征的一种基础治疗方法。

当然，口型矫正器也有缺点。能够定制改善睡眠呼吸暂停综合征的矫正器的牙科医生还非常有限，一般的牙医还无法制作。在日本睡眠牙科学会的官方网站上，记录有能够定制治疗睡眠呼吸暂停综合征矫正器的医生名单，如果你也有这方面的治疗需求，不妨去咨询一下试试看。

第**3**章

优质睡眠之计在
于晨

清早起床时的咖啡会使你应对压力的能力变弱，绝对要戒掉

　　早上的一杯咖啡中所含的咖啡因会使我们从一早就元气满满。想必有许多的职场人士都有早上喝咖啡的习惯吧？

　　早些年，世界卫生组织曾发布过"咖啡有致癌的风险"的警告，但经过详细研究后发现，咖啡反而对健康非常有益，随后在2016年订正了这个警告。此处需要注意的是，对身体有益的只是咖啡本身，并不包含咖啡因。咖啡中富含对身体有益的多酚和绿原酸。多亏了这些有益成分，咖啡因对人体造成的危害才被抵消了。

　　最近有一些权威机构发布的研究显示，只要每天不喝超过4杯咖啡，它可以是一种使许多疾病风险下降的超级饮料，请放心饮用。

　　咖啡的效果就简单介绍到这里，让我们回到本章的主题——早起的一杯咖啡。

　　人在早上起床后，会分泌一种叫作皮质醇的激素，这种激素可以帮助人增强对压力的抵抗力，生产出身体所需的能量。

　　这种激素大概在起床后1小时上升至峰值，随后开始下降。人类凭借这项身体功能来直面现实中的种种艰难险阻。

咖啡让人一扫睡意精神起来的其中一个原因就是可以将皮质醇激活。读到这里，你是不是会觉得，早上的一杯咖啡其实可以让人更有效地清醒过来呢？然而事实上，如果习惯每天早上起床喝咖啡，身体自主分泌皮质醇的能力就会逐渐减弱。

因此我们可以明白：早上喝咖啡的最佳时间应该是起床1小时以后，皮质醇的水平开始下降的时候。在准备开始工作的时候来上一杯咖啡，可以让你一直精力充沛工作至中午。

午后最佳的喝咖啡时间段是吃完午饭后最容易犯困的2点到4点。午后的咖啡因效果会持续6~8小时。咖啡因会导致睡眠的质量下降，因此，在晚上最好就不要再喝咖啡了（零咖啡因的咖啡还是可以放心喝的）。

利用咖啡使自己保持清醒的3个注意事项

❶ 早上的第一杯咖啡最好在起床后1小时饮用。

❷ 午餐后的咖啡可以帮你对抗午后的睡意和疲惫感。

❸ 晚上请饮用不含咖啡因的饮料。

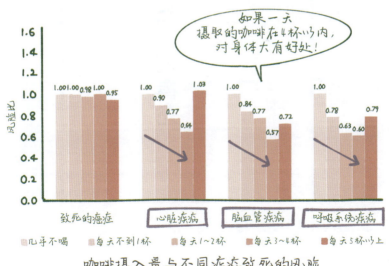

咖啡摄入量与不同疾病致死的风险

出自：国立がん研究センター（2015）。

早起不一定要靠朝阳，试着充分利用照明灯具吧

　　你是否曾经听到过这样的说法：早上让自己清醒过来最好的方法就是全身沐浴在朝阳下？事实上也确实如此，沐浴朝阳是所有让人清醒的手段中效果最佳的一种。然而，如果想将其运用在睡眠状况的改善中，却有一个重大的问题需要解决。

　　那便是因季节和天气不同，日照的强度和时间会存在巨大差异。

　　如果完全仰仗太阳光线，那么冬天就无法早起、下雨天早起也会很困难。

　　有许多人在冬天为了多沐浴一些阳光，会长时间打开窗帘。其中也不乏为了沐浴第一缕日光，特地在睡前就拉开窗帘的人。然而，如果这样做，人在睡眠时就非常容易受到外界环境的影响，反而会影响睡眠的质量。

　　那么，正确的做法应该是什么呢？答案非常简单，就是活用家里的照明灯具。

　　在日本富山大学开展的一场实验中，因较强的灯光而清醒的孩子明显要比不使用照明灯光的孩子醒得更舒爽。不仅如此，因较强的灯光而清醒的这些孩子在整个上午都感到心情格外舒畅，更加能够不借助闹钟自然醒来（详见第83页图）。

早上促人清醒的灯光，与睡前的灯光颜色正相反，越是白和强烈的光线，效果越显著。

我首先推荐可以调节灯光强度、颜色的带有定时功能的灯具。最近，可以用比原来便宜许多的价格购买到这种灯具。

其次我想要推荐的商品是通过照射光线促人醒来的"光照闹钟"。

和可调节的灯具一样，最近市面上也有许多高口碑的光照闹钟。虽然从前比较便宜的闹钟的光线都比较弱，但最近的新款质量都有明显的提升，我与客户交流时也经常听到一些关于闹钟的正面评价。

最后我想要推荐的是灯具和闹钟以外的商品，是一种自动打开窗帘的机器。偶尔会有一些人非得有阳光才能醒过来，非常推荐他们使用这种机器。只要在窗帘后面加装这种机器，并不需要复杂的设置。虽然我认识的使用这种机器的人寥寥无几，但他们都对其给出了较高的评价。

充分利用照明条件，助你获得一个舒适的早起

❶ 朝阳会使人获得最舒服的早上，但在实际应用上还存在很大的问题。

❷ 一定程度的灯光照明也可以是你早起的最佳选择。

❸ 无论如何早上也要沐浴太阳光的人，可以尝试使用自动打开窗帘的机器。

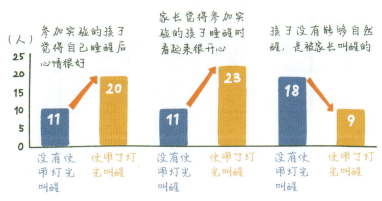

不仅是自己起得很轻松，也给周围人留下了好印象！

（人）

参加实验的孩子觉得自己睡醒后心情很好

家长觉得参加实验的孩子睡醒时看起来很开心

孩子没有能够自然醒，是被家长叫醒的

没有使用灯光叫醒 11　使用了灯光叫醒 20

没有使用灯光叫醒 11　使用了灯光叫醒 23

没有使用灯光叫醒 18　使用了灯光叫醒 9

出自：富山大学とパナソニックによる共同調査（2016）。

决定早起质量的不是血压，而是体温

　　恐怕大多数人都会有这样的印象：平时血压较低的人早上醒来都很难。其实我原来也是这么认为的，但在正式开始学习有关睡眠的知识的第一天，我就听到了"实际上血压与早起的质量没有任何关系"这一说法，我感到非常惊讶。

　　我之所以感到惊讶是因为从前也听过许多次类似的说法，并没有十分在意，而这次进行授课的是一位在睡眠领域非常权威的博士，给人一种不容置疑的感觉，我也选择相信这一观点（根据我事后的调查，虽然这个观点并不是绝对正确的，但确实有这样一个学说）。

　　那么，与起床困难程度直接相关的要素是什么呢？其实是体温。正如第87页的图所示，人的深部体温和醒来时的清醒程度的两条曲线几乎完全相同。人到了早上，体温会自然上升，而这个上升方式直接决定了人醒来时的感受。

　　因此，就算是低血压的人，只要能保证体温上升，依然可以拥有一个清爽的早晨。

　　反之，如果无法理解这个原理，低血压的人就会刻意地放慢起床速度，尽可能地少活动身体，而这会导致起床更难，并由此开始恶性循环。

但是了解了这个原理之后，就可以由此引申出只要让体温升高，就可以舒适畅快地清醒过来的结论。当然早上散步或打扫房间等活动是可以让体温升高的，但是难度多多少少有点高，很容易坚持不下去，导致失败。

此处我推荐一个最简单的提升体温的方法：升高房间的温度。在夏天的早晨关掉空调，冬天就打开暖气，这个温度就正好。

如果有条件的话，也可以使用浴缸的定时功能，早上睡醒后立刻泡个热水澡，可以快速有效地提升体温。当然，冲淋浴也是非常有效的（尤其推荐使用42℃以上的热水）。

最后推荐的方法是喝热水。当有东西进入胃里的时候，胃就会开始活动，然后带动肠子蠕动，这些活动都可以有效地促进体温的上升。男性和胃比较好的人喝常温的水也可以有效提升体温，对于其他人来说，常温的水还不太够，如果能喝上热水，就能在有效防止身体发冷的同时提高内脏的温度，使人清醒得更快、更有效。

❶ 血压低的人早上不容易清醒是错误的认知。

❷ 体温和早起的清醒程度几乎是完全关联的。

❸ 通过活动身体来提升体温是最好的，如果可以泡热水澡或喝热水，也可以有效地提升体温。

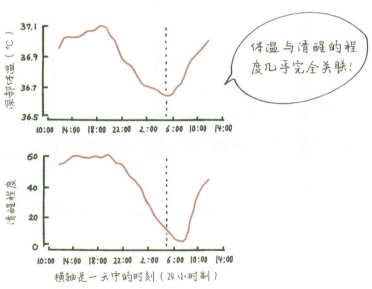

体温与清醒的程度几乎完全关联！

横轴是一天中的时刻（24小时制）

出自：**イギリス・サーリー大学の**研究结果"Human Circadian rhythms"Annuals of Clinical Biochemistry 43所收（2006）。

闹钟的不同用法将决定人一整天的精神状态

每次早上在吵闹的闹铃中惊醒，我都忍不住思考：能不能有更舒缓、更顺畅的醒来方式呢？不知道大家有没有过这样的想法？

被巨大的噪声吵醒，起床后身体会自然分泌许多导致压力的激素，从一大早就给身体造成很大的压力，当然一整天都不会有好的精神。

话虽如此，如果调低闹钟的音量或使用自然的声音，根本不会促使人体生成足以唤醒我们的激素，这也不太行得通。

解决这个问题的方法有两个。

其一是将闹铃的声音换成快节奏的音乐。相信许多读者已经实践过了，比起滴滴答答的闹铃音，音乐可以更自然地唤醒我们，这是一个非常简单可行的方法。

接下来第二个解决问题的秘诀叫作**"两段式闹铃法"**。日本有名的睡眠研究专家、《最舒服的斯坦福式睡眠》的作者西野精治教授也十分推崇这个方法。

顾名思义，"两段式闹铃法"是设置两个闹钟。

第一个闹钟用较低的音量播放慢速的音乐，设定在想要起床时间的20分钟前。使用这段音乐，把人从深度睡眠切换成容易清醒的浅层睡眠。

然后在想要起床的时刻设定音量更大的闹铃（或音乐），闹铃一响，人立刻就清醒了，好神奇！

我的客户中有许多人采用这种方法，他们都表示早上确实更加清醒了。

从前，我曾想过用浅层睡眠作为过渡的手机闹钟应用，但对这个方法将信将疑。实际尝试过之后，我确实感到早上更容易清醒了。看来这个方法的确有合理之处。

闹钟的使用小技巧

❶如果闹钟的声音很大，容易让身体过度分泌产生压力的激素，从而影响一整天的精神。

❷比起传统的闹铃声音，音乐更能让人清醒过来。

❸在要起床的20分钟之前先设定一个声音较小的闹钟，将睡眠状况切换至浅层睡眠，更有助于彻底清醒。

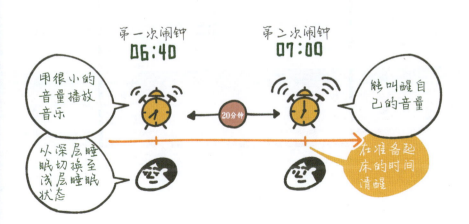

早上应该吃早饭？还是应该不吃？其实哪个都不对

为了早上就能全速冲刺，你会选择怎样的早餐呢？

或者，早餐到底应不应该吃呢？

对中学生进行的许多研究都显示，吃早饭的学生比不吃早饭的学生成绩和各项表现明显都更出众。

但是成年人的身体已经停止了生长，好像吃早饭能带来的好处就没有那么多了。

那么，到底什么样的人不应该吃早饭呢？

答案是体重高于平均值、在晚上因为会餐或应酬不可避免地摄取超标热量的男性。

对于这一类人群而言，昨天晚上摄取的过剩的营养到了早上仍然能够为身体提供能量，如果吃了早饭，就会造成能量过剩，反而对身体有百害而无一益。

但是，除去这一部分特殊群体，对于其他大部分人来说，吃早饭有助于在早上更加清醒，活力四射地度过一整个上午。

很遗憾，我听说对于许多女性而言，吃早饭是一件很困难的事。其实女性比男性的肌肉含量低，更难通过提升体温促进胃肠活动，因此早上很难像男性一样放开胃口大吃大喝。

但是，如果早饭能够摄取一些对肠胃负担较小的水果或蔬菜汤一类的食物，就可以在不给身体增加额外负担的同时，提升一上午的状态。

最近，随着"时间营养学"这个领域的研究逐渐深入，已经证明了人能够通过吃早饭打开生物钟的开关。因此，除了前文提到的体重超过平均值的男性以外，早饭还是吃了比较好。

而且，研究也表明了如果早饭中含有较多的蛋白质成分，上午的精神会更加容易集中。反言之，如果早上吃了甜点心一类的会让血糖值骤增的食物，激增的血糖就会导致人在饭后犯困，因此早饭应该避免食用蛋糕、甜点等会让血糖值骤增的食物。

最佳早餐的三个注意点

❶ 前一天晚饭吃多了的体重偏重的人不需要吃早餐。

❷ 对于早上不太吃得下去东西的人而言，吃一些水果和蔬菜汤等就足够了。

❸ 早上应该尽可能地摄取更多的蛋白质。

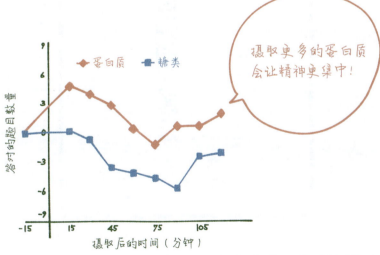

摄取主要含糖的饮料和摄取主要含蛋白质的饮料时计算题回答的正确数变化表

出自：Saito et al., Nutrients 10, 574 (2018)。

一天中抗压能力最强的时段是起床一小时后

恐怕很多人都曾凭直觉认为，早上的时候人的情绪容易处于一种不安定的状态。

当然，当体温还没有上升至足够的温度，大脑和内脏都还没有完全开始运作的时候，会有这种感觉也是难免的。

但你是否知道，实际上，在早上起床一小时后的这个时间段，拥有对抗压力功效的激素——皮质醇的分泌是一天之中最多的？

也就是说，对人类来说，早上是对抗压力的准备最充足的时间段。

但是那又如何呢？早上醒来开启新的一天后，绝大多数人都会开始接触各种信息。社交媒体、邮件、新闻、工作群的新消息等，突然而迅速地给刚刚休息好的脑子里无意识地加上了很多压力。

接着，在去往公司的路上，在拥挤的道路或人山人海的交通工具上挤来挤去，更是平添一份压力，到这里，一天的压力应对能力就已经消耗得差不多了（顺便提一下，一些研究报告显示，人在挤密不透风的公交、地铁里所产生的压力可以匹敌战斗机飞行员驾驶时的压力）。

考虑到人体对压力的抵抗能力和早上不易彻底清醒的因素，度过早晨的最佳方法应该是在适度运动后，完成一整天中最困难的工作。

如果你在家远程办公，请务必不要浪费抗压能力最强的早上，以一天中最佳的状态迎接最艰难的挑战。

就算在高峰期上班的路途无法避免，也请谨记这一结论：尽可能避免在早上给自己带来更多的压力，把精力更多地集中在工作和身边的人身上。也许你可以做一些不会感到很多压力（甚至会很爽快）的事情，例如收拾一下房间、做一点简单的拉伸，在慢慢提升体温的同时，在身心都十分充实的状态下开始一整天的挑战。

查看消息和社交媒体等接触大量信息的事情会给人带来很大的压力，我强烈建议早上只查看最重要的信息，不要过多地浏览其他信息。

充分利用抗压能力最强的早晨的三个诀窍

❶ 请谨记，人在早上对压力的耐性是最强的。

❷ 不要在早上给自己增加多余的压力，将抗压能力过早地消耗殆尽。

❸ 简单活动身体后，将最重要的工作安排在早上。

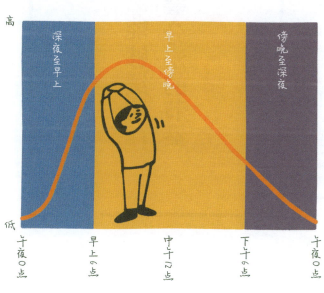

高

深夜至早上

早上至傍晚

傍晚至深夜

低

午夜0点　　早上6点　　中午12点　　下午6点　　午夜0点

皮质醇在一天内的变化

睡『回笼觉』虽然能够缓解压力，但是会扰乱激素分泌的节奏我在做睡眠改善辅导的时候，经常听到这样的请求：对我来说，早上能够睡回笼觉是一件非常幸福的事，请不要将这份幸福从我手上夺走。不仅如此，我在对超过6000名职场人士进行问卷调查时发现，回答"无法在闹钟响时立刻清醒过来"的比例高达62%。

很多人都能够通过睡回笼觉而获得幸福感，实际上，这种幸福感的来源是在睡回笼觉时身体会分泌的一种名为β-内啡肽的物质，这种物质可以让人感到强烈的幸福感，可以治愈因过大的压力而伤痕累累的内心。

人在承受巨大压力时，脑波中的β波会增加，可能使人的精神状态愈发地不稳定。但通过睡回笼觉，脑波中的α波就会增加，从而使人的精神更趋近于安定。

因此也可以推论出，如果人在睡眠充足的时候仍然十分渴望睡回笼觉，很可能是因为平时承受着很大的压力，身体出于本能需要通过睡回笼觉来恢复。

尽管如此，睡回笼觉给我们带来的坏处却更多。

整体来说，睡回笼觉很容易打乱我们本来的生活节奏，并且会造成激素分泌紊乱，患生理和心理疾病的风险也会升高。

为了降低这些风险，本书将介绍几个关于睡回笼觉的小诀窍。

首先，最重要的诀窍是控制住回笼觉只睡一次，绝对不能翻来覆去地睡。睡回笼觉的次数越多，就越容易对激素平衡产生恶劣的影响。

其次也很重要的一点是，第一次醒来时就做一些起床的准备，例如把窗帘拉开，缓慢地切换状态，让回笼觉睡得更轻更浅，直至醒来。这种做法可以有效地减少睡回笼觉可能带来的伤害。

最后一个诀窍难度稍微有点高，那就是将睡回笼觉的时间尽可能控制在5分钟之内，实在忍不住，也一定不要超过20分钟。如果超过20分钟的界限，激素的分泌将会极具变化，给身体带来难以挽回的恶劣后果。不仅如此，如果睡回笼觉超过20分钟，很容易陷入较深层的睡眠，可能会陷入不断想要睡回笼觉的循环中。

如果能够做到有效控制睡回笼觉的时间，就可以在获得幸福感的同时开启精神饱满的一整天。请务必一试。

睡回笼觉既有好处，又有坏处

❶ 回笼觉有促进β-内啡肽分泌、增加α波等好处。

❷ 与此同时，睡回笼觉也会打乱原本的生活节奏，使激素分泌紊乱。

❸ 如果能够将回笼觉限制在只睡一次，每次在20分钟以内的话，就能够利大于弊。

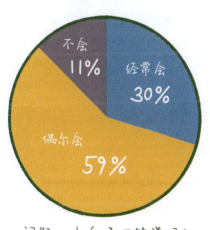

问题：你会睡回笼觉吗？

出自：**ウェザーニュース**·9044人回答（2019）。

将获取幸福感的习惯安排在早上吧

在早上养成许多令人感到幸福的习惯。

如果能够养成这些习惯，将是一件非常美好的事情。

然而，具体要做什么，才能够养成这些习惯呢？

知名网络视频博主"心灵操纵师DAIGO"曾经发布过一个传播很广的视频，其中介绍了在美国经过大规模调查发现的与幸福感最为相关的习惯，它竟然是：在早起后整理床铺。

然而，迄今为止，我在日本对超过一万名职场人士的问卷调查中，"早上哪个习惯最让你感到幸福？"这一问题，几乎没有人回答"整理床铺"。

那么，最能让日本的职场人士感到幸福的早晨习惯是什么呢？排名第一的答案很简单，是"做自己最感兴趣的事"。我在早上经常阅读与工作毫不相干的图书，并从中获得莫大的幸福感。我将早晨的读书作为给自己的小小奖励，光是幻想着明天早上读书这件事，就可以迸发出无限的想象力和动力。不仅是日常生活，工作中我也会受到这件事所带来的积极影响。

排名第二的答案是"做让自己感到快乐的家务"。重点在于"让自己感到快乐"。有研究证实，在早上进行冥想可以让头脑更加清醒。然而，现代日本很难有人拥有可以冥想的环境和心境。

而研究同样证明，在做喜欢的家务的时候，人们可以获得与冥想近似的效果。比较适合进入冥想状态的家务包括擦拭家具、叠衣服和洗碗等，大脑可以很容易被放空。

但是，在做家务的时候需要注意一点，那就是要集中注意力在家务本身上。如果一直分心走神，就有可能产生相反的效果。美国佛罗里达州立大学的一项研究成果表明：集中于洗碗的一组实验对象的灵感活跃度比对照组提升了25%，感受到的压力比对照组减少了27%。这一效果已经接近了冥想所能做到的，尤其是男性更加能够将精神集中在做家务上。做家务不仅可以整理自己的思绪，而且还能造福家人，是一个非常好的习惯。

在早上养成令人感到幸福的习惯吧

❶ 实际上，能从整理床铺中感到幸福的人少之又少。

❷ 早上能给人带来最强烈幸福感的事情是"做自己最感兴趣的事"。

❸ 如果能做自己喜欢的家务，对精神的治愈效果堪比进行冥想。

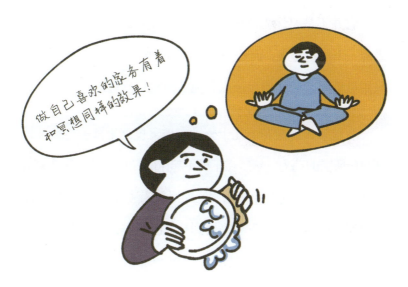

做自己喜欢的家务有着和冥想同样的效果！

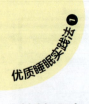

就算没有完全清醒也可以让你从床上成功爬起来的"软绵绵起床法"

本章介绍了许多在早上清醒过来、以十足饱满的精神状态开启新一天的优质睡眠小技巧。

"但是我早上无论如何就是爬不起来呀！"

对于有着以上烦恼的读者，这里再额外传授一个超适合你的小诀窍，那就是"软绵绵起床法"。

它并不是要你驱使身上所有肌肉（尤其是腹肌）精神抖擞地一下子坐起来，而是如同字面的意思，懒懒地、慢慢地，只用最低限度的体力，一点点地从被窝里坐起来。

有很多人都会花上几十分钟在被窝里翻来覆去给自己积蓄起床所需的动力，然后在不得不起床的最后一秒，从被窝里腾地跳出来。但是如果使用"软绵绵起床法"，就可以把在被窝里纠结的时间全部省下来用到其他的地方，每天能节约不少的宝贵时间。

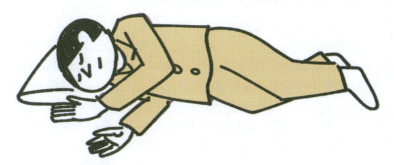

❶在身体侧躺的情况下，屈起膝盖，将下方的手肘垫在腰侧，上方的
　手肘弯曲，手在差不多脸旁边的位置贴到床单。

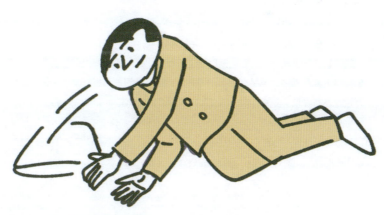

❷下方的手臂不用力支撑着床，而是缓慢地向上将身体垫起来，再借
　助上方的手支撑着慢慢坐起来。

摄入酒精后的优质睡眠小技巧

人在喝酒以后，大多能够放松精神，并借此快速入睡。

因此，有许多人将酒精作为安眠药的替代品，根据研究，在日本，如此"借酒入睡"的人群比例排名世界第一。然而，可能已经有很多人知道了，虽然摄入酒精后更加容易入睡，但很容易半夜惊醒，睡眠也仅停留在浅层，实际上对优质睡眠的危害非常大。

我也经常喝酒，但因为使用了一些小技巧，所以并不会让酒精影响晚上的安眠。首先，应该掌握自己的"并不会影响到优质睡眠的饮酒量"。

此处笔者想推荐一个方便的手机应用"鼾声分析器"。首先，用它测出自己鼾声大小（具体请参考第224至第227页的内容）。大多数人喝了酒以后鼾声会变大，鼾声变大同时也意味着睡眠变浅。因此，可以通过检测自己鼾声的大小来检测醉酒对睡眠的影响。如果使用这个应用的话，鼾声分数突然上升时的点就是自己不影响睡眠前提下的饮酒量上限。

如果没有特殊事情的时候，可以放任自己喝一些酒。但如果第二天有重大的事情或活动，要是前一天的饮酒量超过了自己的上限，就很可能会因此影响睡眠，进而影响到第二天的状态和表现。

另外介绍一个小技巧，喝酒之前可以先喝一些番茄果汁。番茄果汁有助于酒精的分解，可以在一定程度上改善当晚的睡眠质量。

最近，一些酒馆会在上酒的同时端上一杯水，在喝酒的同时穿插着喝水，可以在一定程度上稀释酒精。但是，如果已经开始喝酒了就很难再想起喝水来，因此最好从一开始就准备好水。养成在饮酒前准备水的习惯比任何其他事情都更重要。

另外，饮酒后立即喝一些电解质饮料（尤其推荐比较淡的），如运动饮料等，也可以有效降低体内的酒精含量。因为如果光喝水的话，需要喝非常多才能够达到效果，而饮用电解质饮料则可以将所需喝水的量降到很低。

第 **4** 章

能干的职场人士是
这样度过夜晚的

身体的工作模式会因为泡澡而
强制关停

最近，以淋浴代替泡澡的职场人士越来越多了。

如果询问他们为什么不泡澡，他们大多会回答"水费和电费、煤气费很贵""泡澡很浪费时间"这些让人无法反驳的理由。

然而，如果从优质睡眠的角度来看，不泡澡的坏处就显而易见了。大概所有进行睡眠指导的人都会推荐你泡热水澡。其实，泡澡最大的好处是能够强制性地关停你的"工作模式"。

迄今为止，我为许多职场人士提供过睡眠的辅助，在这一过程中我发现，大多数深受睡眠困扰的人士的根本问题在于"无法关闭工作模式（即紧张模式）的开关"。的确，玩游戏或者上网浏览似乎可以让人感到放松，但实际上，人们只是改变了所做的具体事情，工作模式仍然保持开启状态。因此，许多职场人士因为很难入睡所以睡得很晚，早上也就无法醒来。

确实，想要关闭这种工作模式并不容易，需要一些时间和来自外界的刺激进行切换。

然而，事实上，有一个简单的方法可以强制关闭令人头疼的工作模式，那就是泡热水澡。研究表明，泡澡可以通过"热水触及皮肤"和"浮力产生的放松效应"等方式，强制性地关闭工作模式的开关，这一点在日本千叶大学的研究中得到了验证。事实上，许多研究报告都表明，泡澡具有提高睡眠质量、消除入睡困难问题等功效。

人体的深部体温在经历上升后，如果开始下降，就会进入深度睡眠阶段。因此，对于体温升高较难的女性或者在回家后经常容易打盹导致体温下降的人来说，泡澡是一种提升体温的绝佳方法。

研究同样证明，比起冲淋浴，半身浴与全身浴都能够为身体提供更大的浮力，不仅有助于恢复精神疲劳，肉体的疲劳也可以有效地得到恢复。

最后要注意的一点是，不要把浴缸的水温调得太高。

水温保持在37℃到40℃之间最为理想。一般来说，超过40℃的水温会刺激交感神经，因此热水泡澡和淋浴也可以用于早上恢复清醒。

让泡澡变得舒服的三个注意事项

❶ 比起半身浴和淋浴，全身浴会使放松效果最大化。

❷ 若要放松身心，最好将水温控制在40℃以下。

❸ 特别推荐体温较低的人和经常打盹导致体温降低的人泡澡。

43℃
42℃

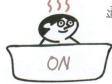

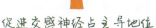
通过早上的泡澡激活工作模式的开关

促进交感神经占主导地位

40℃
37℃

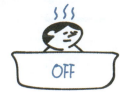

促进副交感神经占主导地位

在睡觉前关闭工作模式的开关

优质睡眠最大的敌人——夜晚玩手机，竟然99%的人没有办法靠自己的努力戒掉

116

想必正在阅读本书的人中大多数都已经熟知睡前玩手机对睡眠的恶劣影响了。然而，其中又有多少人真的能做到不在睡前玩手机呢？

其实这不足为奇，因为现代的短视频和游戏等都经过了世界各地最优秀的人才反复设计，以吸引我们长时间地盯着屏幕。不仅如此，近年来，人工智能（AI）不断地收集我们个人的数据，并不断更新迭代以吸引我们的兴趣。

我曾看过一部纪录片，其中，某社交媒体的开发者直言不讳地揭示了这个事实。看到这样的视频后，我更加确信这些视频和游戏通过刺激人类本能中的"生存危机感"来保持人们对它们的关注。因此，手机成瘾问题是根本不可能单靠意志力来解决的。

更别提到了深夜，当我们因工作一整天而疲惫不堪的身体终于得到解脱时，问题可能会变得更加严重。然而，手机已经成为生活中不可或缺的物品，即使我们已经明确知晓这个事实，仍然无法停止继续刷视频、打游戏。

如果我们仅凭意志力无法戒除对手机的依赖，那么唯一的对策就是利用手机的特定功能。因此，最简单且最推荐的方法就是充分利用手机的"夜间模式"。这个功能可以在指定的时间使屏幕光线变暗或变成黑白。尽管戒除对手机的依赖取决于屏幕调暗到何种程度，但光是这样就能将人对手机的依赖程度大幅减少，更容易实现戒除手机的行为。

而最具有强制性的工具则是"屏幕时间限制"，它可以在设定好的时间段内强制锁定手机，无法再打开。我就是通过这个功能来管理手机使用时间。还有一个有些原始但同样有效的方法，就是将手机放在视线之外进行充电。许多人发现，只要手机出现在视线范围内，就无法克制想要看手机的冲动，对于这类人群来说，该方法也会有一定的效果。

如果可以做到活用上述这些方法，从睡前15分钟开始彻底放下手机，超过80%的人都可以成功戒掉睡前看手机的行为。

戒掉睡前看手机的三个诀窍

❶ 社交媒体和游戏都是经过许多天才的精心设计，故意让你无法摆脱的。

❷ 睡前看手机的行为需要利用手机自带的限制功能来戒除。

❸ 在睡前15分钟开始放下手机，戒掉睡前看手机行为的成功率将高达80%。

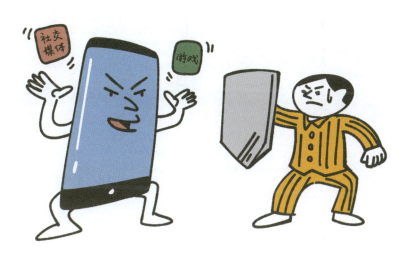

睡前喝什么，将很大程度上决定你的睡眠质量你在睡前都会喝些什么呢？

我在帮助职场人士改善睡眠的过程中，曾经以问卷和咨询的形式听过很多人的回答，其中牛奶像是正确答案一样被不断地提及。的确，牛奶中含有的色氨酸是促进睡眠的物质之一。然而，许多想要证明饮用牛奶对睡眠的影响的实验，却都没有取得明显的成果。

当然，如果饮用牛奶能够产生安慰剂的效果，那么继续饮用也无妨。但对于胃肠功能较弱的人来说，我强烈建议这类人不要睡前饮用牛奶。

另外，出人意料的，很多人都会选择在睡前喝含有咖啡因的饮料，例如咖啡或茶。但是晚上摄入咖啡因尤其需要小心，特别是晚上需要加班的人，在开始工作之前通过喝咖啡保持清醒的情况比较常见。但咖啡因的刺激效果因人而异，大约持续约4~6小时。一个常见的误区是"就算喝了咖啡，也能够睡得着"，这是由于混淆了"能够睡得着"和"能够进入深度睡眠"这两个概念。

这与盯着手机看久了也会感到疲倦，因而能够入睡的情况相似。决定睡眠质量的重点在于首次睡眠周期中能否进入深度睡眠，因此，即使能够很快入睡，但如果咖啡因的影响仍然存在，那么进入深度睡眠就会变得更加困难。最近，具有高精度睡眠监测功能的智能手表等可穿戴设备在市面上已经很常见了，如果你对咖啡因对睡眠的影响有兴趣的话，不妨测试一下。

能够助你优质睡眠的最佳饮料是什么呢？我推荐的是花草茶。

实际上，有86％的人在将晚间的饮品更换为花草茶后，表示"感觉它促进了我的优质睡眠"。在之前，当我为某项运动的日本国家队提供睡眠改善帮助时，所有队员的睡眠质量都有所提高。当被问及"你认为什么饮品对睡眠改善最有效？"时，最多人选择的答案是花草茶。

这实在是一个令人有些出乎意料的答案，但这也令我再次深刻感受到花草茶的神奇。一般来说，洋甘菊和玫瑰是最受欢迎的选择，但我建议多尝试各种不同口味的花草茶饮，直到找到让你觉得"这正是适合我的配方！"的花草茶。

睡前应该喝的饮料和应该避免的饮料

❶ 睡前饮用牛奶对于优质睡眠其实并没有多少帮助。

❷ 睡前如果摄取了大量的咖啡因，虽然不至于让人睡不着，但会降低睡眠的质量。

❸ 受到更多人欢迎的促进优质睡眠的饮料是花草茶。

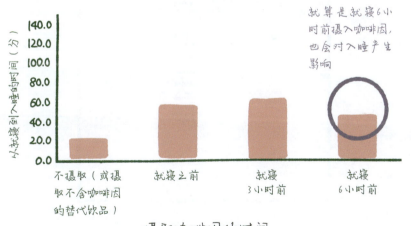

就算是就寝6小时前摄入咖啡因，也会对入睡产生影响

摄取咖啡因的时间

摄取咖啡因的时间与从就寝到入睡的时间的关系

出自：米国·ウェイン州立大学による2013年の研究結果（Journal of Clinical Sleep Medicine 9所収）。

睡觉时保持胃里空空的是达成优质睡眠的基本条件

上一节介绍了睡前应该喝的饮料，而决定睡眠质量还有另一个重要的因素，那就是晚饭在何时，以及吃了什么东西。

如果谈及营养素和添加剂等话题的话，情况可能会变得非常复杂难以分析，因此如果要提出晚餐影响优质睡眠的要素中最重要的一个，那就是要在睡眠期间尽可能保证胃中没有食物残留。

一提到"胃"，我们可能会认为它是一个会分泌胃液、将食物全都溶化在里面的消化器官，但实际上，胃在分泌胃液进行消化时还会进行蠕动来混合食物、将其送入肠道，这些动作相当于进行着一种增肌锻炼级别的运动。如果在体内进行如此剧烈的器官活动，你觉得睡眠质量会不会受到影响呢？

据说像西班牙的皇家马德里等顶级足球队有严格的规定：要在睡前3小时吃完晚餐。对此，曾有球员问道："如果晚餐吃得晚，那睡觉的时间也要推迟吗？"对此，俱乐部的回答是："晚餐晚了多久，就请将睡觉时间推迟同样长的时间。"可见他们对此事的重视程度。

实际上，如果胃里仍残留着食物，那么在睡眠时心率也不容易下降，许多人可能会觉得清晨起床时感觉不太爽快。相反，在感觉肚子有些饿时醒来的话，会感觉更加清爽，相信大家多多少少都有过类似的感受。然而，与只在赛季高强度训练的运动员不同，职场人士在一整年中都处于高强度工作状态，因此过分严格地控制晚餐并过度关注晚餐可能会适得其反。

其实，最有效的对策之一是提前晚餐时间。最近，种种社交聚餐和应酬的时间也有提前的趋势，无论是自己做饭还是外出就餐，将晚餐时间提前都会让人更容易享受优质睡眠。尤其是对于烤肉或油炸食物等容易给胃带来负担的餐点，提前进食会更加有效。

对于工作繁忙不得不晚归的人群，建议在下午时段先摄取一些轻食，这样即使在晚归后，只要在睡前90分钟再吃晚餐，也不会对睡眠造成过多不良影响。最重要的是注意不要降低"幸福感"。晚餐与幸福感紧密相连，如果忽略了这一点，以牺牲晚餐的质量为代价过分追求进食时间，就很容易产生不好的记忆，这些习惯也就无法持续下去，请务必注意。

有益于优质睡眠的三条晚餐规则

❶ 在睡眠时最好保证胃中没有食物残留。

❷ 尽量将晚餐的时间提前（尤其是吃油腻的食物时）。

❸ 但控制晚餐很容易造成幸福感降低，请酌情处理。

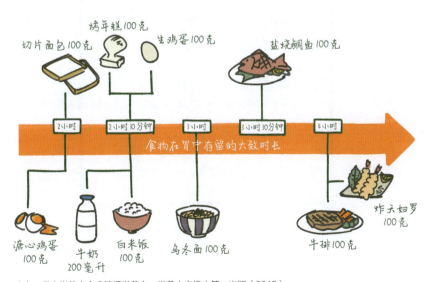

食物在胃中存留的大致时长

切片面包100克　烤年糕100克　生鸡蛋100克　盐烧鲷鱼100克

2小时　2小时30分钟　3小时　3小时30分钟　4小时

溏心鸡蛋100克　牛奶200毫升　白米饭100克　乌冬面100克　牛排100克　炸天妇罗100克

出自：日本栄養士会『管理栄養士・栄養士必携』第一出版（2015）。

127

睡前试试以总结日记的方式进行冥想吧

如果你正处于需要改善心理状态和缓解失眠的状态，你应该经常会听到这样的建议："让我们来进行冥想（正念）吧。"实际上，冥想已被证明对缓解压力和改善失眠效果显著。

然而，许多希望改善睡眠的人大多数要么觉得自己不适合冥想，要么无法达到冥想的状态。

许多睡眠质量不佳的人的大脑状态可能处于压力过大和信息过多的失控状态，因此即使尝试冥想，也很难完全进入冥想状态，而是会涌现出焦虑和负面的杂念。并且，这些人中有很多难以忍受躺在床上清空思绪什么都不做、仅专注于呼吸的行为。

当然，如果你在专业人士的指导下，处于能够放松的环境中进行冥想，成功的可能性会较高。但是，除非精神状态非常良好，否则独自进行的冥想很难产生理想的效果。

然而，就算你处于不断涌现焦虑和杂念的状态，也有适合你的冥想方法。

这就是在5分钟内不停地将想法写下来的"总结日记法"。

你只需准备纸和笔，在5分钟内不停地写下头脑中浮现的想法和烦恼。即使是非常容易被杂念困扰的人，通过这种方式也几乎可以让自己达到冥想状态，并且得到与冥想几乎相同的缓解压力的效果。

在实际的睡眠改善中，对于因焦虑而迟迟无法入睡的人来说，这也是有效的解决方法之一。

然而，这种连续写作5分钟的方法仅能对在睡前感到焦虑的人产生最大的效果。对于本就能够在睡前积极思考的人来说，可以尝试写下三行积极的内容，例如"感恩日记"或"梦想日记"，也可以提高睡眠质量。

另一种效果非常明显且容易坚持的方法是"详细计划"，即写下第二天的行动计划。很多人都会制作待办清单，但是这里可以稍微进化一下，将待办事项描述得更加具体，例如"在6小时内完成企划书的检查，发送邮件后参加会议"，这种方法比仅列出任务清单对改善睡眠的效果更好。

习惯 在睡前养成『书写日记』的

❶ 对于大多数人来说，在睡前进行冥想是一件有难度的事。

❷ 用书写"总结日记"的方式可以让经常感到不安的人也能进入冥想状态。

❸ 三行日记或是详细描述第二天的计划也能在睡前带来放松精神的效果。

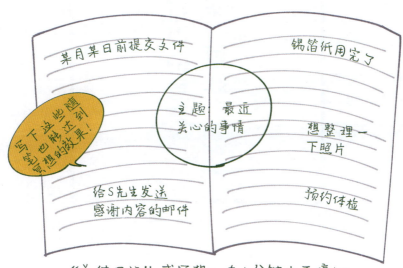

某月某日前提交文件

锡箔纸用完了

写下这些随到脑子里能达到冥想的效果！

主题：最近关心的事情

想整理一下照片

给S先生发送感谢内容的邮件

预约体检

"总结日记"式冥想：在5分钟内不停地将脑子里的念头全部写出来

睡觉前的拉伸运动可以使身体状态重置，睡得更深、更好现代日本人难以获得良好睡眠的最大原因是，他们总是在睡前无法放松。为了达到放松的状态，人们通常会以读书或写日记等活动缓解紧张，但实际上这些还不足以解决问题。

原因在于，许多职场人士即使解除了精神的紧张，身体紧张也未能得到缓解，或者白天的不良姿势也未能得到改善。

首先，谈及姿势问题，大多数的职场人士因为长期使用手机和计算机而导致驼背且圆肩。这种姿势往往会持续很久，即使临近睡眠时也未能得到纠正，因此身体变得僵硬，从而影响了良好的睡眠。

矫正驼背和圆肩最好的方法是睡前在一种叫作"泡沫轴"的健身辅助器械上翻来覆去。特别是对于身体姿态非常差的人来说，只需在睡前使用泡沫轴约3分钟，就能使深度睡眠时间增加约1倍（生活统计机构使用Fitbit数据统计）。我每天也会使用泡沫轴，不仅有助于改善睡眠，还能缓解腰痛，可谓是一举两得。

对于不是很想专门购买泡沫轴的人，我推荐尝试<mark>不需要任何道具的"1分钟快速拉伸"</mark>（请参照第136页优质睡眠实践法2的内容）。

关键是要感受到自己身体哪些部位的紧张感还没有释放。一个简单的方法是，容易肩颈疼痛的人，在睡觉时上半身往往会感到紧张，而深受腰痛困扰的人则可能下半身更容易紧张。

在这种情况下，通过简单拉伸自己感到紧张的部位，不仅可以缓解紧张，而且更有助于进入优质睡眠状态。上半身和下半身都感到紧张的人应该上下半身的动作都做。

尽管有各种各样用于促进优质睡眠的拉伸方法，但如果太复杂，就可能会因为感到麻烦，而让人无法坚持下去，所以我认为，这里介绍的简单拉伸法已经足够了。实际上试一试，应该能够感受到其对促进优质睡眠效果很好。

靠拉抻运动在睡前释放身体的紧张

❶ 大部分职场人士由于白天身体都长时间处于不良姿势，所以身体会逐渐变得僵硬。

❷ 使用泡沫轴可以最有效地缓解身体的紧张。

❸ 即使只针对身体紧张的部分进行放松，也能够有效地促进优质睡眠。

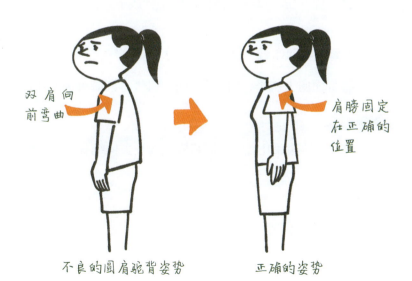

双肩向前弯曲

肩膀固定在正确的位置

不良的圆肩驼背姿势

正确的姿势

1分钟快速拉抻

此处，本书介绍一个有利于优质睡眠的快速有效的拉伸方法。

上半身篇（将动作❶～❸重复5组）

❶两臂伸直，两手在身前交叉，将手举到头上（掌心朝上）。

❷手放松5秒后，努力向上伸（尤其注意舒展腋下）。

❸深深吐出一口气，慢慢地将手臂放下。

下半身篇（将动作❶～❷重复5组）

❶仰面向上躺平，用3秒深吸一口气，同时脚尖向身体勾起。

❷用5秒深深吐气，同时将脚尖向反方向绷直。

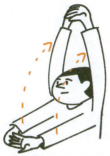 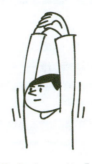 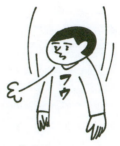

①两臂伸直，两手在身前交叉，将手举到头上（掌心朝上）。

②手放松5秒后，努力向上伸（尤其注意舒展腋下）。

③深深吐出一口气，慢慢地将手臂放下。

重复5组

1分钟快速拉伸（上半身篇）

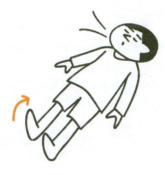 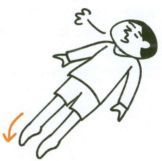

①仰面向上躺平，用3秒深吸一口气，同时脚尖向身体勾起。

②用5秒深深吐气，同时将脚尖向反方向绷直。

重复5组

1分钟快速拉伸（下半身篇）

挑选适合优质睡眠的酒店的诀窍

　　出差时，由于身体处于和平时截然不同的环境中，很难让人感到舒适，加上不熟悉的睡眠环境，导致睡眠质量下降、入睡困难的情况较为普遍。

　　当然，如果能在出差地保持与平日相同的夜间习惯，就能保持良好的睡眠质量。但是，有些酒店非常重视客人的睡眠质量，可以好好利用和享受一下。

　　最明显的是床垫。

　　可以选择使用席梦思等与平日相同或更加舒适的品牌床垫的酒店。过去，只有高级酒店才使用性能更好的高级名牌床垫，但现在，许多经济实惠的酒店也开始采用这种床垫。并且，也有的酒店可以提供额外服务，多花几百日元，就可以将原本的床垫换成更高级的优质床垫。

　　此外，建议选择那些宣称重视睡眠质量的酒店。

　　例如，"超级酒店"通过调整灯光颜色、采取噪声控制，以及提供各种可供选择的枕头等措施，为客人提供良好的睡眠环境。实际上，根据研究，通过这些努力，在这家酒店住宿的客人的深度睡眠比例比普通酒店提高了35%。

　　最近，注重睡眠质量的酒店的举措确实非常出色，因此，如果你对睡眠有所追求，作为参考学习，也应该去住一次试试看。

　　最后我最推荐的是有大浴场的酒店。酒店房间的浴室往往小且与厕所合一，容易使人失去泡澡的心情，只用淋浴，从而导致睡眠质量降低。现在大多数酒店的房间只提供淋浴，但在日本，几乎所有城市都有提供大浴场的价格适中的酒店。最理想的是大浴场里还配有桑拿房。在大浴场爽快地泡个澡，还能再蒸个桑拿，出差带来的压力就会一扫而空，更容易进入深度睡眠状态。

第 5 章

一周的度过方法
可以彻底改变你
的状态

如果周一的早晨状态不佳，可能需要到周五才能恢复到正常的状态对于平日忙于工作抬不起头的职场人士来说，周末不可避地会以大量喝酒、高强度上网刷手机等方法麻痹自己来消减压力，以至于周一早上很难醒来。这种现象过于普遍且危害性大，甚至被总结为"周一综合征"。日本早稻田大学的一项调查显示，职场人士的自杀率在周一最高，而其中早晨上班途中的时间段是最危险的。

根据日本睡眠学会的报告，周末比平日晚起床2小时的人，在周一和周二的疲劳程度会明显增加，直到周五才能完全恢复到与平时相同的水平。

然而，人们就是忍不住周末熬夜，这几乎是无法避免的。

因此，我会介绍一些实用且成功率较高的窍门，即使在周末熬夜了，也能在周一早上清醒地起床。首先，周五和周六的晚上无论熬夜还是睡懒觉都没关系。在这段时间里，尽情做你想做的事情吧。

然而，周日早上，需要按照周一起床的时间起床。这可能会让你感到相当困倦，但是，因为并不是去上班，所以即使状态不佳也没有很大关系。然后，当周日晚上到来时，提前准备好周一的衣服和工作所需的物品。

在周五和周六尽情玩耍之后，周日不要过量饮食，而是要悠闲地泡个澡，好好恢复体力。然后你很快就会感到极度的困倦袭来，趁着这个时候，赶紧躺在床上睡觉。

如果能够做到以上几点，那么……周一早上你就会在没有闹钟的情况下清醒地醒来。这种方法乍看起来似乎有些困难，但实际上，由于周五和周六有很多自由活动时间，会让你感到十分满足，因此成功率也很高。

而且，通过采用这种方法，从周日开始为周一的早晨做准备，会让你意识到提前调整自己的状态是多么重要。

这种周末的调整技巧也适用于长假后回归工作或海外旅行后调整时差，如果周末熬夜，请务必尝试一下这个方法。

周一早上的起跑非常重要

❶ 对于职场人士来说，周一是最容易情绪低落、陷入抑郁状态中的。

❷ 如果周一调整不好，很容易对一整周产生恶劣的影响。

❸ 就算周末熬夜、打乱生活规律，只要在周日早上开始重新回归原本的时间表，周一的早上状态就能够复活。

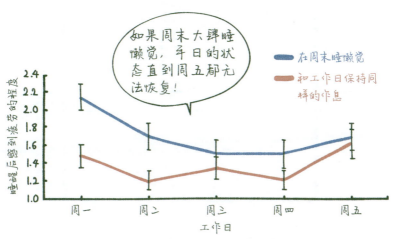

对比在周末睡懒觉和工作日保持同样的作息工作日睡醒后感到疲劳的程度

出自：Sleep and Biological Rhythms 2008; 6: 172-9。

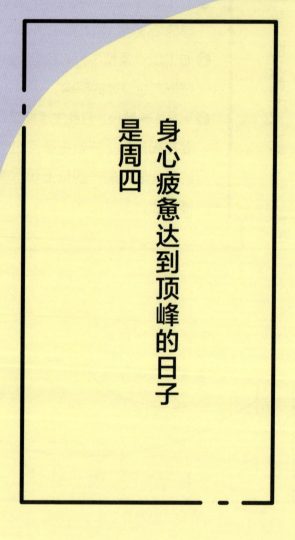

是周四

身心疲惫达到顶峰的日子

你在一周中感到最疲劳的是哪一天呢？的确，衡量疲劳的指标有很多，但如果我们以与精神疲劳密切相关的自主神经系统为主要指标来看的话，可以很容易看出，在周四自主神经系统紊乱的程度是最重的。

顺便提一下，人最精神的一天一般是周六。也许很多人会认为，在每周开始的时候更容易感到疲劳，但事实上，因为经常会在周中进入更高强度的工作状态，所以人们最容易产生疲劳的时期是在周四（详见本书第146页图）。

如果以疲劳累积的观点来看，可能会认为周五是一周中疲劳最严重的一天，但实际情况并非如此。因为已经知道第二天是休息日，对周末的期待会带来安心感，所以会恢复了一部分自主神经的力量。尽管很多职场人士没有意识到，但事实上，周中时期会积累疲劳，导致工作表现下降。如果能够对此进行有效应对，就能在工作日保持高效，同时在周末也能充分享受私人时间，接近理想状态。

　　解决方法也很简单——那就是<mark>在周三晚上好好睡觉</mark>。然而，事实上，周三到周四可能是职场人士参加聚餐和应酬最多的时候。由于周三的晚上疲劳值将接近顶峰，因此不是一个在工作日喝酒的好时机，但如果将聚餐安排在周四，那么第二天的周五可以期待着周末轻松地度过，因此，周四可能是最适合安排聚餐的一天。如果试着将周三作为好好休息、恢复体力的一天，而不是聚餐的日子，你会注意到一周中疲劳程度的变化与以往完全不同。

　　如果你通过实践，感觉到这个时间表的好处，也请务必向同事和客户们多多宣传<mark>"周四疲劳峰值学说"</mark>。

　　一旦同事们都理解了这一点，那么聚餐的安排就不会再集中在周三晚上了。然而，实际上，聚餐的时间可能并非完全由自己决定，至少在周三有聚餐的情况下，我建议你尽量控制饮酒量，然后尽早回家睡个好觉。

以满分表现安全度过一周的诀窍

❶ 自主神经最紊乱的一天是周四。

❷ 各种聚餐最不利的时间是周三，

　而最佳的时间是周四。

❸ 只要在周三的晚上好好休息，就

　可以以绝佳状态度过这一周。

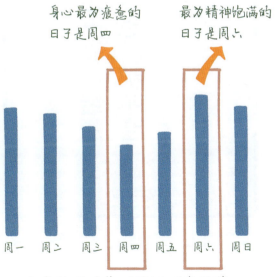

自主神经的总体活跃状态趋势

出自：Health, Vol. 8 No.9, 15 June 2016。

能够在工作中做出一番成绩的人，在工作日和休息日都不会改变睡眠时间表根据对职场人士睡眠的研究，有学者发现，被称为"发挥出众者"、能够比其他人做出更好成绩的人，平日和周末的睡眠时间和起床时间差异较小（来自 Neurospace 的研究）。

如果平日和周末的睡眠时间表差异较大，可能会像倒不过来时差一样对人造成伤害，时差超过 2 小时的人可能会感受到类似每个周末都去亚洲进行国际旅行的影响。此前的研究也显示，平日和周末的睡眠时间差异越大，人们越容易出现肥胖和体脂率增加、工作动力下降和抑郁症患病概率提高的情况。

日本江户川大学的研究表明，职场女性特别容易在周末进行长时间的睡眠，从而导致 BMI 的上升和压力的增加，因此需要特别注意。如果有孩子，母亲在周末睡懒觉会导致孩子跟着晚起，因此最好避免发生这种情况。尽管在周末稍微弥补了一些睡眠，但日本女性的睡眠时间仍然是全世界最少的。

因此，无论如何都需要在工作日的睡眠上做出努力，以增加睡眠时间。

正如这本书中多次提到的，睡眠不足会导致能力发挥持续下降，并且即使后续补足了睡眠时间，也可能无法完全恢复到原先的水平。考虑到睡眠不足会损害身体，以及工作日和休息日的睡眠差异会带来许多不利影响，因此有必要重新审视每天的基本睡眠模式。

再额外补充一点，消除工作日和休息日的睡眠差异并不意味着建议你在休息日工作。相反，我建议你更多地利用工作日的空闲时间，尽情地享受那些平日没有时间做的事情。例如与家人朋友共度快乐的时光，或将时间花在平时来不及享受的自己的兴趣爱好上。

通过减少工作日和休息日的睡眠差异，最终可以提高工作日和休息日的充实感，从而提升生活质量的分数。

请记住，为了健康的睡眠生活，应当尽可能地避免"周末集中补觉"的行为。

尽量减少工作日与休息日的睡眠时间差吧

❶ 职场成功人士的工作日与休息日睡眠时间往往相差无几。

❷ 如果工作日与休息日的睡眠时间相差太多，容易增加肥胖的风险和额外的压力。

❸ 减少工作日与休息日的睡眠时间差可以使生活质量提升。

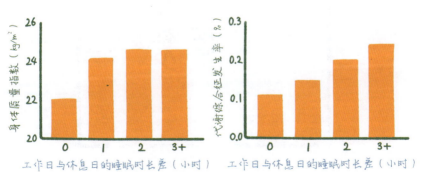

工作日与休息日的睡眠时长差与发生肥胖和代谢综合征的关系

出自：International Journal of Obesity 2015年5月号。

从今往后，要注重的不是减少『睡眠负债』，而是持有『睡眠存款』

2017年的日本流行语大奖十佳榜单上曾经出现了**"睡眠负债"**一词，由此，许多人才开始熟悉这个词汇，并因此开始关注睡眠问题。

在此之前，人们只简单地使用"睡眠不足"这个表达方式，听起来非常平实普通，并不怎么能触动人心。但也许是由于睡眠等相关行业的市场营销力度加强，这个词汇得到了相当程度的普及，开始深入人心。

大多数日本人很可能会下意识地认为："不足"可以放一放，但"负债（借款）"必须还清，因此煽动起了人们一丝急迫感和恐惧心理。这个词大为流行，并在一定程度上促进了高级床垫和各种和睡眠相关的补品、保健品的销售增长。

心理学的研究表明，消极的内容比起积极的内容能够成倍地吸引人的注意，睡眠问题受到世人的关注可能也多亏了这种宣传，从结果上来说是一件非常可喜的事情。

然而，我希望未来职场人士的睡眠不是在不断偿还"债务"，而是像拥有"存款"一样，可以自由地运用。

原晋老师是带领日本青山学院大学连续两次夺得箱根车展马拉松接力赛冠军的主教练。据说，他本人曾因紧张而无法在比赛前入睡，导致在比赛中留下了糟糕的成绩。在担任教练后，为了避免选手也与他有同样的经历，他对手下的选手们进行了睡眠训练，以便他们能够积蓄起"睡眠存款"。

原晋老师的这种想法与我对于职场人士的睡眠愿景不谋而合，在此，我想将积累"睡眠存款"的方法介绍给大家。

所谓"睡眠存款"，就是从平时开始，比起自己最佳的睡眠时间，再稍微多睡一会的思考方式。如果长期拥有这部分睡眠的积蓄，在重要活动的前一天就可以避免出现因为太过于紧张或活跃而难以入睡，最终因为睡眠质量降低而导致表现失常的情况。

这是一种较高级的睡眠技术，因此一下子就实践起来可能会有些困难，但首先要确保能够正常入睡，然后再考虑尝试。需要注意的是，"睡眠存款"并不是指像存钱一样一次性睡很多，而是以每天多睡一点的节奏长期持续。

如果持有『睡眠存款』，无论何时都能够拿出最好的状态

❶并不是要在周末偿还平日欠下的睡眠债，而是要长期一点一滴地积累多于当日所需的睡眠。

❷持有"睡眠存款"后，就算处于高度兴奋紧张的状态，也不会因此降低睡眠质量，导致发挥失常。

❸"睡眠存款"最佳的量是每天比自己平时最适合的睡眠时间多睡10~20分钟。

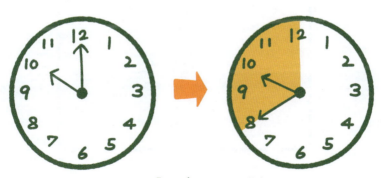

每天比平时多睡10~20分钟
＝
将这部分睡眠作为自己的积蓄

155

你是『早晨型』的人还是『夜晚型』的人，这是出生时就已经定下来的最近，越来越多的公司开始采用弹性工作等多样化的管理制度，使得职场人士能够更自由地选择适合自己的工作方式。

如果能够将睡眠与弹性工作结合起来，更是可以创造出轻松、有效的工作方式。原因在于，每个人的睡眠类型（"早晨型"还是"夜晚型"）在一定程度上是由先天决定的，因此可以根据自己的睡眠习惯来安排工作时间，使得工作在最适合自己状态的时间进行（关于如何确定自己的睡眠类型，请参考第164页本章的优质睡眠小课堂）。

实际上，大约一半的人最终会被归类为既不是"早晨型"也不是"夜晚型"的"中间型"。而被判定为"早晨型"和"夜晚型"的人则各占约30%的比例。许多"中间型"的人，在不极端转变为"早晨型"或"夜晚型"的情况下，在白天也能够稳定地发挥工作表现。

而被判定为"早晨型"或"夜晚型"的人，则可以通过调整自己的作息时间，使之更加贴近各自容易活跃的时间段，从而更容易在工作中发挥出良好的状态。

最后是被判定为"超早型"和"超晚型"的人群。一旦被归类为这两种类型，即使非常努力也很难改变身体的生理节律。事实上，即使努力调整成"早晨型"，仍然有大约5%的人无法在早上发挥良好的工作表现。如果你也是这一类人的话，不应勉强自己硬是贴合早上工作的时间表，而是应该充分利用弹性工作制，在自己最适合发挥工作表现的时间段进行工作。

一般而言，将工作时间调整为"早晨型"会更有利于在职场上抢占先机。一般情况下，将弹性工作制的时间安排在较晚时段会导致被分配更多的工作，或者在开始工作时，其他团队成员已经全力以赴，容易造成落后。不利的因素比较多。

顺便提一下，研究表明，"夜晚型"人群很可能具有高智商的特质。此外，在创造性和策划性的工作中，"夜晚型"人群往往表现得更为出众。最重要的是，睡眠习惯在一定程度上是先天决定的，因此，如果能够善用这一点，那就既能够提高工作中的表现，又能够更加享受私人时光。

利用弹性工作制，充分活用你的身体时间表

❶ 大约一半的人一生下来就已经被定下来是属于"早晨型"还是"夜晚型"。

❷ 弹性工作制使得很多人可以依据自己的睡眠类型来调整时间表，从而发挥出更好的水平。

❸ "早晨型"人士在职场可能更加得利，但"夜晚型"人士也有其所擅长的领域。

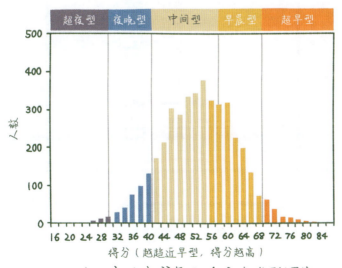

4000名日本健康成年人的睡眠类型调查

出自：国立精神·神経医療研究センター「ミュンヘンクロノタイプ質問紙」の結果より。

如果可以把打扫卧室作为一周的习惯，将能够更容易地取得一周的优质睡眠一周中，睡眠质量最容易提高的时间显然是周末。

虽然并不需要专门花篇幅介绍，但是在周末完成一些平日做不到的事情，可以显著提升平日的睡眠质量。有许多方法都可以让你在周末提高睡眠质量，但我最推荐的方法是<mark>"打扫卧室"</mark>。单纯清理卧室就已经能够产生明显的效果，但如果在执行时注意以下几点，效果会更好。

第一条：<mark>尽可能减少卧室里的物品数量</mark>。如果卧室内摆放的物品过多，很容易吸引人的注意力，也就很难切换到睡眠模式、进入深层睡眠。尤其是平常就会感到难以入睡的人，如果可以注意到这一点，将会非常有效。

第二条：<mark>尽可能去除卧室内的灰尘</mark>。相信很多人已经知道，卧室内的灰尘基本集中在地板上30厘米左右的高度。平时站立或坐着的时候并没有太多影响，但躺在床上时，就会更容易吸入灰尘，从而对健康造成不良影响。因此，如果周末能够腾出时间，就仔仔细细地将卧室打扫干净，并且擦拭干净家具，将会保证平日的睡眠环境更加干净、清洁。

第三条：<mark>定期清洁床单</mark>。床单是直接接触皮肤的，虽然大家平时都认真洗澡，但床单的清洁可能就没有那么勤快了。床单和枕套上很容易积累螨虫、螨虫的尸体和自己身上掉落的皮屑等污垢，如果可以以每周一次的频率清洗床单并充分晾干，将可以很有效地洗去这些污垢。

职场人士最理想的情况是：周日能够轻松悠闲地度过，因此我在周六早上洗衣服。但如果遇到下雨无法晾晒床单，也没有烘干机的情况下，仅仅用吸尘器清理床单也是可以的。

实际上，数据显示，仅仅使用吸尘器就可以去除床单上超过90%的尘螨。顺便提一下，购买专用于床单的吸尘器可能会让大多数人觉得太过于麻烦而不愿意再使用，因此我建议购买通用于各种吸尘器的"床单专用吸尘器配件"。使用与地板相同的吸尘器附件清理床单并不卫生，而专用吸尘器吸嘴可以在有效去除尘螨的同时，不会将其他地方的脏东西黏附在床单上，其清洁效果远远超过吸尘器原本自带的配件。

休息日清洁卧室的三个重点

❶ 为了更容易入睡，尽量减少卧室摆放东西的数量。

❷ 睡觉时很容易吸入灰尘，因此需要及时清扫卧室。

❸ 可以通过洗床单或吸尘器吸附的方式清洁床单，除去螨虫等污垢。

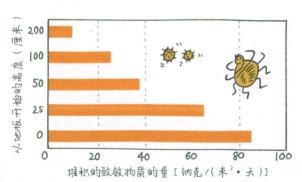

■ 一般家庭里室内的高度与花粉致敏物质分布的关系

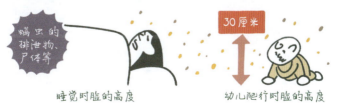

出自：マーベックス社カタログ资料より。

判断自己是"早晨型"还是"夜晚型"的方法

如果想将自己的睡眠质量提升，首先需要了解最适合自己的睡眠时长。接下来，我将帮你知道自己是"早晨型"还是"夜晚型"人群，这将有助于你找到最适合自己的睡眠模式。

首先，判断"早晨型"或"夜晚型"的依据之一是基因。尽管最近对生物钟基因的发现和研究有所进展，但目前个人可以接受的基因检测只能检测到时钟基因的一小部分，因此即使被基因检测确定为"早晨型"人群，其可信度也相当低。

其实，你可以通过网上的"慕尼黑睡眠类型问卷（MCTQ）"来进行自我测量。

虽然有些问题可能会有点麻烦，但相应地，你将获得相当准确和实用的结果。虽然这只是一个自测小问卷，但如果能基于这些结果调整睡眠模式，将使你更容易找到适合自己的最佳睡眠模式，因此非常推荐你试一试。

有一点需要注意的是，一般人的生物钟类型是可以灵活调整的，因此，被诊断为"中间型"的人转变为"早晨型"并不是很困难的一件事，但是，被诊断为"超夜型"的人想要转变为"超早型"可能会相当困难。实际上，即使有人尝试这样做，也很少能够成功。

我过去帮助过许多人调整睡眠模式，也曾参考了这个睡眠类型测试的结果进行各种各样的调整。尤其是对于被诊断为"超夜型"的人，我一般会选择谨慎行事，不去强求这些人一下子就改变自己的生活规律，而是花时间一点一点地调整到"早晨型"，同时保持其良好的睡眠习惯。

如果你有兴趣的话，请务必尝试一下慕尼黑睡眠类型问卷测试，找到你自己的类型吧！

第**6**章

应对季节变化的优
质睡眠技巧

春天对职场人士来说应该是休息的季节

古人有云：春眠不觉晓。现在也经常有人认为，春天是早晨最难以睡醒的季节。

当然，冬天也很难起床，但冬天真正起床困难的原因是外面比被子里面更冷，因此让人很难下定决心从暖和的被窝里钻出来。这样一来，春季就是最难清醒过来的季节了。春季起床困难的原因有很多，但其中一个主要原因是过敏反应（花粉过敏），相信有过过敏反应的人都非常清楚其中的痛苦，各种鼻涕、喷嚏等症状会导致睡眠质量严重下降。

然而，导致春季无法顺利起床的最主要原因是：随着天气变暖，副交感神经变得过于活跃，使得即使醒来也难以迅速切换到交感神经模式。

俗话说，"一年之计在于春"，对于职场人士来说也是同样的。刚结束了上年度末加班加点赶业绩，很多人在新年度迎来了部门调动和开始新的工作，总而言之，春季是最具变化的时期。

虽然自己可能意识不到，但事实上这些变化都会给人带来相当大的压力，给心理和身体带来负担。因此，即使想要在这个时期开始一番大事业，也常常会因"早上起不来""心情不好"等问题迟迟无法顺利展开工作。

如果在这种情况下没有意识到情绪和身体状态的巨大漏洞，而继续闷头努力下去，不仅会搞坏自己的身体，还可能会导致工作和人际关系不顺利。

那么，应该怎样利用优质睡眠对策度过这一"春困"的时期呢？

答案其实很简单，那就是——放弃在春天开启你的大挑战吧。早上尽可能放慢节奏，慢慢起床后轻松地活动一下。事实上，由于年末一直处于工作繁忙期，再加之天气寒冷，交感神经通常会持续占主导地位。因此，春季应当被视为职场斗士们的淡季，以轻松的心态面对工作和生活，在这个时期使心身都得到治愈和恢复，积蓄力量准备好迎接即将到来的一整年的挑战。

春天感到困倦并不是你的错，而是你的身心疲惫需要恢复的本能所致，与之强行对抗是没有意义的。

虽然不太好声张，但实际上，顶级运动员在春季也往往不会全力以赴，他们会留着一股劲。这并不是因为他们偷懒，而是因为如果从春季开始就全力以赴，往往会导致他们在整个赛季中无法持久，可能会在中途出现严重的不适或受伤，最终导致整体的竞技成绩下降。

不要一开春就全速冲刺、过度劳累

❶ 在春天觉得特别疲倦并不是因为你的身体出了问题，而是每个人都会经历的自然现象。

❷ 如果硬要用毅力扛过这段"春困"，也很有可能竹篮打水一场空。

❸ 春天是一年中最应该放松心情、悠闲度过的季节，多给自己放放假吧！

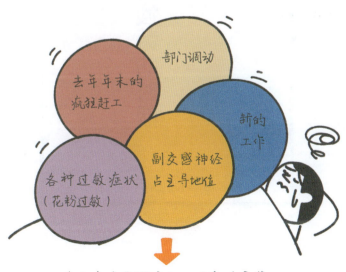

春天应该是职场人士休息的季节！

一年中最容易感到疲劳的时期是の月

也许这个事实会令你非常意外：6月其实是一年中身心负担最容易加剧的月份。

其中一个理由是：6~7月是一年中气压最低的时期。人在低气压的环境下，经常会产生各种不适的症状，而5~6月是一年中气压下降最急剧的时期，6~7月是一年中气压最低的时期。

另一个让人感到意外的事实是，因为阴雨，6月的日照时间也往往是一年中最短的，日照时间短暂同样容易导致各种心理问题，6月中这一风险也急剧上升。如果你能够顺利度过这段时间，那么接下来的夏天也就能够顺利度过，而不会感到因高温而引起的夏季疲劳。然而，如果你在梅雨季节感到不适，那么这种不适可能会延续到随后的夏季，一直影响你的健康状态直到10月天气凉爽下来。

而且，6月的湿度会从平均的60%上升至70%（日本东京），是各种令人不爽的指数都极高的一段时间。最适宜睡眠的湿度是50%。湿度大概在40%~60%就能够睡得很舒服，而6月的湿度明显超过了这一数字。顺便提一下，7~9月也是一样，平均湿度接近70%。

但是，一般家庭会在7~9月打开空调，湿度带来的影响也在一定程度上得到了缓解。

由于6月的温度还不是很高，考虑到电费，所以很多人会犹豫是否需要使用空调。白天可能会有人会打开除湿模式，但晚上几乎没有人使用空调。为了解决这个棘手的问题，你首先应该做的是购买一个湿度计。现在即使在很便宜的网店也可以买到性能良好且价格便宜的湿度计，完全不妨碍使用。

拿到湿度计后，请将其放置在卧室中明显可见的位置。因为当湿度超过60%时，睡眠质量会突然下降，所以如果在睡觉前湿度超过这个值，就毫不犹豫地打开空调吧。

在这个季节，如果没有下雨，有些日子湿度可能并没有那么高，而俗话说，"六月的天，孩子的脸"，这是一个天气变化非常剧烈的时期。此外，由于每个房间的位置和周边环境都不同，湿度也会有所不同，所以湿度计就成了判断湿度的关键。

不仅是6月，湿度计在冬季干燥的环境中也非常有效，因此对于良好的睡眠来说，它是一个必不可少的便利工具。

顺利度过梅雨季节的三个诀窍

❶ 梅雨季节（6~7月）的气压是全年最低的时期，非常容易引起各种身体不适。

❷ 与优质睡眠强相关的湿度这一条件，在6月会超过70%，远超优质睡眠所必需的上限。

❸ 活用湿度计，如果湿度超过60%，就应该打开空调进行调节了。

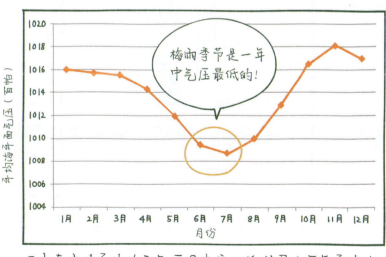

日本东京的平均海面气压月度变化折线图（历年平均值）

出自：小倉義光著"一般気象学 第2版"（東京大学出版会）·永沢義嗣著"天気図の散歩道"（日本気象協会）。

173

夏天最适合的睡眠时长会缩短，因此比平时更早地起床吧

174

"夏天睡觉的时候开空调会不会有助于优质睡眠呢？"

有许多机构就此问题进行了研究，得出的答案是毫无疑问的"Yes!"

在夏季，我们要承受高温和高湿的两面夹击，中暑的风险极大。因此，大部分人都会在睡前打开空调。我当然十分赞成为了获得优质睡眠而打开空调睡觉。在此，为了让大家在夏季睡得更加舒适，我想要传授一些夏季的优质睡眠小技巧。

首先，关于空调的使用，我建议在早晨时将其关闭或者调高温度。夏季使用空调的最大缺点是空调可以一直保持恒温，这会使得早晨我们的体温很难上升，并因此很难醒来。因此，我建议在早晨起床前的一段时间将空调关闭或者将温度调高。注意：如果时间设置得太早，可能会影响睡眠质量。这样就能够解决早晨难以起床的问题。

其次，我建议不要在夏天改变就寝时间，而是要改变早上起床的时间。

夏季的最佳睡眠时长会变短，这是已知的事实。即使许多人在夏季将睡眠时间缩短30分钟以上，白天的困倦和不适感也不会增加。因此，建议你尝试在夏季早起。

最后，我建议你在夏季使用电风扇。虽然在湿度较高的日子不太适合使用电风扇，但在湿度不高的日子，不需要空调，只使用电风扇就能够帮助你获得良好的睡眠。使用电风扇的关键是不要让风直接吹到脸上，因为直接吹到脸上的气流会让你难以入睡，并对深度睡眠产生不良影响。

有许多人会选择同时使用空调和电风扇，在与电风扇同时使用时，可以将空调的温度向上调2~3℃，就能让你拥有同样舒适的体感温度。

电风扇的使用技巧也和空调相同，建议你在早上关掉它。

冬至的日出时间大概在早上7点前后（日本东京是早上6时47分），而到了夏至，日出时间则会提前至4点25分（日本东京）。从前的人们大多日出而作日落而息，身为现代人的我们也可以不在一整年都拘泥于同样的时间表，而是根据季节灵活地调整至当季最适合自己的模式。

夏季应当使用空调调节室温，享受全年最短的睡眠

❶ 在夏季开启空调可以有效地帮助实现你优质睡眠。

❷ 如果空调一直开着，会使你早上很难清醒过来，因此需要你在早上调高温度或关掉它。

❸ 如果能够同时使用空调和电风扇，你的夏季将会过得更加舒适。

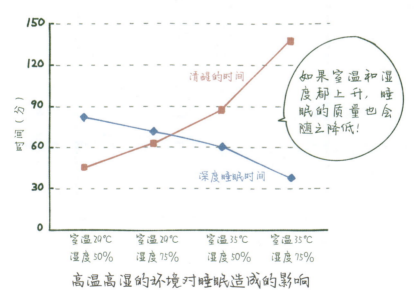

高温高湿的环境对睡眠造成的影响

如果室温和湿度都上升，睡眠的质量也会随之降低！

出自：上里一郎监修・白川修一郎编集"睡眠とメンタルヘルス"（ゆまに書房）。

引起鼻塞的花粉过敏和其他过敏症状是优质睡眠的大敌

当春季到来时，电视天气预报和各种手机预报通常都会包括花粉情报。事实上，在2008年进行的日本全国调查中发现，约有30%的日本人患有花粉过敏症。如果将花粉过敏症以外的过敏性鼻炎也都计算在内，那么日本人中约有40%是鼻炎患者。

在花粉过敏症的高发季节，许多人都会出现持续流鼻涕的情况，同时也会出现鼻塞导致不得不用口腔进行呼吸的情况。这自然会导致深度睡眠减少，以及中途醒来的次数增加。

那么，可以采取什么对策呢？

花粉过敏的过敏原、症状和严重程度都因人而异，每个人可能会根据自己的体质和习惯采取不同的对策。但在这里，我想重点介绍一些改善鼻塞以提高睡眠质量的方法。

首先是清洗鼻腔。它的做法很简单，光是用水清洗鼻子，就可以清除附着在鼻腔的花粉和灰尘。虽然看似简单，但清洗鼻腔几乎对每个人都有效。

然而，清洗鼻腔的缺点是不能直接用清水，而是需要花一些时间准备生理盐水。具体的做法是将少量食盐溶解在水中，用溶液清洗鼻腔。如果只是使用清水进行清洗，可能会感到刺痛和不适，很难坚持下去。但只要制作几次（大约2~3次），你就会逐渐掌握生理盐水正确的调配比例和方法（可以在视频网站上搜索"鼻腔清洗"，学习正确的方法）。

其次是改善肠道环境。最直接的方法是食用一些号称对花粉过敏症有效的酸奶等食物。由于效果因人而异，所以需要找到适合自己的乳酸菌。

我有一个朋友是肠道环境检测的专业人士。他曾经说过，纳豆是最常见的能改善肠道环境的食物之一。我以前一直不吃纳豆，但开始每年春季都将吃纳豆作为花粉过敏症的对策后，再进行过敏测试时，发现最初的5种过敏原减少至仅剩1种，而最后剩下的过敏原"稻草"虽然没有得到根治，但几乎没有明显的过敏症状，多亏了纳豆这种神奇的食物。我的睡眠质量在春季也十分稳定。

妨碍优质睡眠的花粉过敏症
和其他过敏症的应对方法

❶ 过敏症会导致严重的鼻塞，不得不用口呼吸，因此会大大影响睡眠的质量。

❷ 解决鼻塞问题最有效的方法是清洗鼻腔。

❸ 如果能够做到改善肠道环境，可以有效地缓解过敏症。

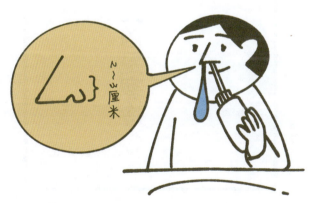

清洗鼻腔的正确做法
将洗鼻器的吸管插入鼻孔大约2~3厘米的深度，
挤出少量的生理盐水，清洗鼻腔黏膜

冬天早上难以起床的元凶是寒冷
以及太阳光照不足

冬天的早晨，大多数人起床后很难立即离开被窝。

其中一个原因就是太阳升起较晚且光线较弱。以日本东京为例，一年中最早的日出时间是在早上4点25分，但到了日出时间最晚的冬至，日出时间会延迟到早上6点47分，晚了接近两个半小时之多。

并且，由于冬天太阳光线变得更加微弱，因此在早晨被太阳光唤醒变得非常困难。

事实上，太阳光线即使只是透过窗户进入室内，也足以启动人体内的生物钟基因。然而，在冬季过于依赖太阳光来唤醒可能会导致起床时间延迟，因此需要采取人为措施进行补救。

最有效的方法是使用在第3章中介绍过的"光照闹钟"。此外，带有定时器的室内照明也可以产生相似的效果。

请务必在冬天利用照明来辅助起床。

冬季早晨人起不来的第二个原因是被窝里比被窝外暖和。当身体温度还没有升高到足够的程度时，被窝外面的寒冷会让人感到生命受到威胁，本能地不愿离开被窝出去活动。

对策也十分简单，就是设置一个定时器，在起床前将暖气打开，提前让房间变暖。

对于严重怕冷的人士，需要采取更多的措施。我建议在早晨泡热水澡。如果你的浴缸有设置定时器的功能，可以提前预约一个早上的热水澡，这样醒来以后，就直接从被窝走向浴室。不过，对于年纪较大的人来说，由于存在热休克的危险，这个方法并不太推荐，需要酌情使用。

不过，养成早晨泡澡的习惯会让人感觉一觉醒来就精神抖擞，对于怕冷的人来说效果非常好。

在寒冷的冬天也能快速醒来的对策

❶ 冬天日出较晚，太阳光线较弱，需要用人工照明辅助起床。

❷ 冬季室温寒冷，让人不想走出被窝，可以事先设置暖气定时器，让房间暖和起来。

❸ 怕冷的人可以尝试在早上泡热水澡（但要小心热休克）。

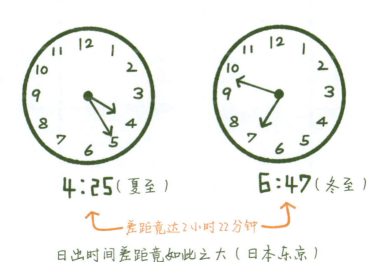

4:25（夏至）   6:47（冬至）

差距竟达2小时22分钟

日出时间差距竟如此之大（日本东京）

季节的变化很可能给身心造成打击，对自己温柔一点吧夏季连日酷暑或冬季接连苦寒的困难时期，你是否曾感觉咬咬牙也就熬过来了，并没有想象中的那么艰辛？

实际上，身心最容易感受到损伤和压力的就是"变化"，甚至比极端天气更甚。因此，尽管实际上1月才是全年最冷的月份，但因为经历了大半个冬天，身体已经适应了寒冷，所以并不觉得很难受。相反，尽管气温并不算太低，但11月左右从秋天到冬天的过渡可能会让人感觉寒冷难耐。

人类是一种有着很强的适应能力的生物，基本上可以在任何环境里生存下去。只要付诸注意，小心地应对，就可以在任何季节过得舒适。然而，最需要注意的是那些气温会急剧下降或湿度急剧上升，被称为"季节更替"的时期。

职场摸爬滚打的打工人无论在任何季节都非常忙碌，因此经常会在季节变换后才开始更换被褥或睡衣，这多少显得有些被动。尽管上一季的衣物与寝具起初对睡眠影响不大，但随着年龄增长，季节变换的时候提前采取措施确实对睡眠更有益。

那么，具体应该采取哪些措施呢？为了尽量缓解季节变化带来的影响，最好的办法是提前采取措施，预先应对季节的变化。例如，在雨季来临之前提前进行除湿，夏天来临之前就更换睡衣，冬天来临时提前取出毛毯。

虽然有点麻烦，但如果在过渡期开始之前就准备好下一个季节的衣服和床上用品，前一个季节的物品也不会被放在一边落灰。因为在季节的变化期间，有时可能一天内气温就会迅速切换回到前一个季节的水平，在这种时候，同时准备两种季节的物品就可以让你灵活取用。

请将这个时期视为一个过渡期。

虽然可能有点麻烦，但如果在约一个星期的时间里，保持薄厚两种物品都可以随时取用，那么你就可以根据当天的情况轻松进行调整，例如"今天感觉像是秋天，就穿秋季的衣服"或"今天感觉很冷，就穿冬天的厚衣服"。

如果能够巧妙地度过季节变换期，那么在季节正式到来时，你就不容易感到身体不适，可以享受到良好的睡眠。

季节变化的时期需要提早做好准备

❶ 季节变化之际，对身心的消耗和打击都非常大。

❷ 在季节变化之前，就应该提早开始准备，以迎接变化的到来。

❸ 应该在手边同时准备两个季节的被子和睡衣，依据当天的天气及时进行更换。

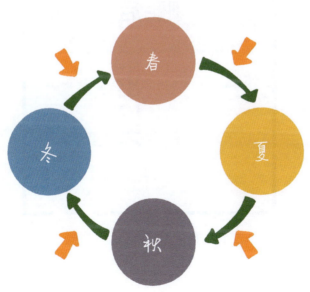

在季节交替之际提早开始准备是优质睡眠的关键！

在大长假尽情玩耍后，留出2天来切换回日常模式吧在过年和黄金周等长假到来时，人们往往会抛开平日的纷扰，尽情享受生活。而放松对睡眠的控制，很可能导致睡眠质量有所降低。如果像外国那样拥有超长的休假，就有足够的时间来调整过来，但日本的长假时间是远远不够的，还没玩几天，很快就要回到工作状态，这种不长不短的尴尬假期总会使情况变得复杂。

过完年以后，我们就会进入一段非常繁忙的时期，而"五一"假期过后，工作则会一口气提速。因此，在长假结束后，我们需要尽可能快速地恢复到最佳状态。

尽管假期如此短暂，但很多人在长假中也希望尽情玩耍，在此，我将分享一些在长假期间放松的同时，在假期结束后能够迅速调整回最佳状态的睡眠技巧。

首先，在连休的开始至中段，无论是熬夜还是睡懒觉都没关系。过年不仅会影响睡眠模式，还很可能因为吃得过多而增加体重，平均会增加约2~3千克。这种情况在假期中期之前都是可以接受的。

　　然而，一旦长假快要结束，就要开始做准备了，大概在假期还剩2天的时候开始切换模式。首先，调整饮食量，停止暴饮暴食，将饭量切换回正常水平。然后，彻底打扫一遍家里，尤其是卧室，通过活动来向大脑和身体发出"休息结束"的信号。

　　在这一天，按照正常上班时间起床，确保接受足够的阳光照射。然而，在这个阶段，身体内的时钟只会恢复一半左右，早上很可能会感觉不舒服，但幸运的是，你还处于假期中，因此就算有些许不适，也不会造成什么影响。请谨记：尽管白天可能会感到困倦，但不要睡午觉，努力保持清醒。

　　然后是假期的最后一天。继续按照正常上班时间起床，但晚餐要非常克制。因为空腹有助于恢复身体时钟，所以建议将晚餐量减少到平时的一半左右。到了晚上，由于饥饿感，你会感到非常困倦，因此可以洗个澡然后早早就寝。

　　这样一来，第二天早上醒来时，你将以舒适而清爽的状态迎接工作日。

在大长假后快速回到优质睡眠模式的方法

❶ 从假期结束前2天开始准备，像工作日一样早起，然后将卧室打扫干净。

❷ 就算身体有些不适也尽可能忍耐，不要午睡，努力将生物钟调整回来。

❸ 最后一晚的晚餐只吃平时一半的食量，以促进睡眠。

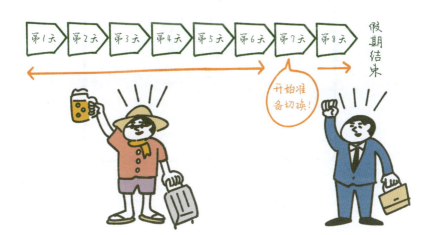

第1天 第2天 第3天 第4天 第5天 第6天 第7天 第8天 假期结束

开始准备切换！

容易睡眠紊乱的繁忙期结束之际，给自己设定一个特定日子切换状态吧

　　就像体育运动员会有比赛季（重要赛事集中的赛季后半段），拼搏的职场人士也分别有本行业的繁忙期。在繁忙期，无论是睡眠还是生活节奏都与平时大相径庭，在繁忙期结束时，许多职场人士都无法回到平时的生活规律中，睡眠障碍的症状会持续很长一段时间。

　　如果繁忙期比较短，大约在两星期以内，身体还比较能够靠适应能力自动切换回原来的模式，但如果一个月以上的时间里一直过着睡眠颠三倒四的生活，回到原先的生活节奏就会变得十分困难。

　　本节就为那些经历了一个月以上繁忙期后渴望迅速恢复日常生活规律的职场人士介绍一些优质睡眠的小技巧。

　　我希望你能够记住：繁忙期很容易分泌更多的皮质醇，这种物质会提高你的睡眠质量，因此繁忙期就算比平时睡眠时长减少了，也不需要太担心，这基本上不会影响你的休息。

　　我介绍的第一个方法是在繁忙期结束的时候，安排一个可以让你立刻恢复过来的特殊活动或旅行。

　　首先，泡温泉是经过科学证明的恢复体力的首选。其次，像洗桑拿、与友人约一次野餐烤肉等也是轻松且有效的方法。

以这些活动为界，让身体意识到繁忙期结束了，可以很快切换回原先的优质睡眠时间表。因此，事先给自己安排一些活动用来切换状态吧。

第二个方法是在繁忙期中努力提升睡眠质量，使自己就算缩短了睡眠时间，也能够得到充分恢复。繁忙期就算有几天忙里偷闲，也很难完全放松下来，因此并不能指望在这些休息日进行恢复和休整，需要在那些繁忙的日子里尽可能地保证短时却高效的睡眠，然后在为数不多的休息日里尽可能地多睡一会，作为繁忙工作日的睡眠补充。

如果能维持这样的作息模式，就算繁忙期持续一个月以上，也可以保证身体得到充分的休息而不至于垮掉。这样一来，在繁忙期结束后，切换回平常的作息也就不会很困难了。

但是，如果繁忙期持续一个月以上，我建议你定期安排一个"超级休息日"，可以洗洗桑拿，可以走到郊外亲近自然，也可以去按摩店做个保健，总之给自己安排一个能够睡得安稳香甜的休息日。

如果繁忙期也能拥有优质睡眠，上班生活将变得更加惬意

❶ 繁忙期一直处于兴奋状态，睡眠时长会自然缩短。

❷ 如果能够在工作日保证短时但高效的睡眠，一个月的繁忙期都可以轻松保持状态。

❸ 如果繁忙期持续一个月以上，至少要确保一个月安排一次"超级休息日"，用又深又长的睡眠恢复精神。

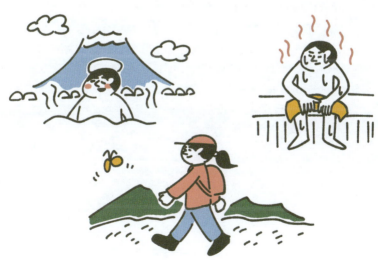

繁忙期需要给自己设定特别的休息日

就算因为工作睡得特别晚，也能只用一天就完全恢复精神的小妙招

当工作到很晚，导致回家的时间延迟后，就会自然而然地导致睡眠时间推迟。然后，如果保持原来的起床时间，第二天早上通常会感到昏昏欲睡，即使努力振作精神起床，白天也无论如何都会感到困倦，导致精神无法集中，工作效率下降。然而，如果因为晚归却还想睡满通常的时长，而把第二天的起床时间也往后推迟一小时，那么睡觉和起床时间就会不断地往后拖，这实在是令人困扰的问题。

对于这种职场人士的常见情况，有两种方法可以解决。

第一种方法是在回家的路上进入睡眠模式。在回家的地铁上或者从车站到家的路上，就直接将自己调整至休息模式，增加副交感神经的活动。回家后不要开明亮的灯，到家以后立即洗澡。在不开灯的情况下，泡一个温水澡（水温41℃以下），可以让身体从工作模式立刻转换为休息模式。如果回家时间超过23点，则很可能来不及泡澡，这时候只冲个淋浴也可以。

通过这样的调整，可以尽量将不得不削减的睡眠时间降至最少，从而将这段时差造成的影响最小化。这样一来，如果能在与平时差不多的时间入睡，第二天早上就能像平常一样起床，工作也不会受影响。

如果也没有条件进行这样的调整，还有第二种方法。

例如，如果比平时晚睡了一小时，那么只要晚起30分钟就好了。当然，这样做可能会造成早上比平时更匆忙，也可能没有时间慢慢喝咖啡，但是这是无可避免的，只能忍一忍。虽然睡眠时间比平时少了一点，但这种程度还不至于影响工作，不需要担心。当这一天过去后，你会比平时稍微早些感到困倦。这时候就不要抵抗困意，早点睡觉吧。如此一来，第二天早上你就能像平时一样清爽地起床了。

这种技巧非常实用，推荐你一试。

第 **7** 章

因年龄而逐渐变化
的优质睡眠技巧

写给刚进入职场的新人：进入社会后，尽快将学生时期的睡眠模式调整成职场人的睡眠模式吧我长期给予职场里睡眠和压力问题非常严峻的人辅导和帮助，其中，我最早帮助的对象大多是企业的中层，也就是一般认为面临压力最大的人群。然而，根据最近进行的企业内部调查可以看出一个令人惊讶的事实：在二十几岁的年轻的新员工群体中，睡眠质量最差的案例最多，因此我也经常为他们提供支持。

根据每年由日本生产力本部对225家企业定期进行的心理健康调查显示，除了20~30岁的年轻一代之外，其他年龄段的高压力人群变化不大，但在年轻一代中，近年来压力指数从约10%激增至近30%。

实际上，通过与新员工的交流访谈，我发现，由于无法顺利从学生时代的睡眠模式调整到工作后的睡眠模式，所以很多人早上几乎无法起床，或者白天非常困倦，甚至高风险的睡眠问题在整体上超过了50%。有些时候，80%以上的新员工都罹患睡眠障碍。这一现象的一个可能的原因是，新员工从一开始就需要灵活地适应新的工作方式，这对他们来说既是一种优势也是一种挑战。

过去，有一个观念认为，新员工就应该早早地到达公司，这也客观地令他们能够成功地从学生时代的睡眠模式过渡到职场人的睡眠模式。

然而，实际上进行睡眠改善后，我发现新员工们能够更快地掌握新技能，并且对于睡眠改善的好处的理解程度比其他年龄段人群更高。因此，只要新员工们习得了这些改善睡眠的技能，即使没有太多来自外界的支持和帮助，他们也能靠自己的力量成功完成睡眠模式的转型。

然而，问题在于时机。如果4月入职的新员工能够在"五一"假期之前进行睡眠转型，那么改善睡眠将会很容易，并且压力值也会大大降低。但是，如果带着睡眠障碍和过多的压力迎来"五一"假期，那么就很可能会经受不住压力，在假期期间重新回归学生时期的睡眠模式。如果变成这样，接下来改善睡眠状况和进行睡眠模式转型将会变得非常困难。

因为新员工足够年轻，并且精力充沛，只要能够成功调整学生时代不规律的睡眠模式，白天的困倦感就会大大减轻。但是，也鉴于上述原因，我建议新员工们尽早改善睡眠状况和进行睡眠模式转型，以免酿成恶果追悔莫及。

从学生到职场人的睡眠模式

转变

❶最近几年，公司新员工的压力值逐年上升。

❷新员工进入社会后，无法很快将睡眠模式切换至职场人的例子也变多了。

❸如果是4月进入公司的新员工，最好在"五一"假期之前将睡眠模式调整至适应职场节奏的模式。

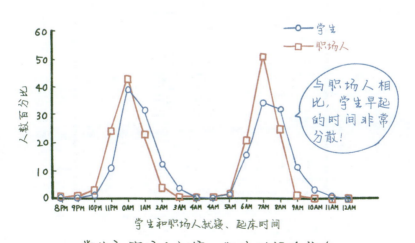

学生和职场人就寝、起床时间的分布

出自：関西学院大学による"睡眠に関する生活習慣調査"人文論究42号所収（1992）。

二十几岁的『夜晚型』的人睡眠时长普遍较长，他们需要学会灵活地增加小睡大多数人到了40~50岁，睡眠时长会自然而然地缩短，并且能够变成早睡早起的"早晨型"。

实际上，很多人并没有意识到这一点，公司里有许多管理层人士错误地认为自己无论是过去还是现在一直都是早起的人。

因此，很多管理层会鼓励20岁以下的员工早起或进行早间活动。对此，我认为，对20岁以下的人来说，早间活动非常有益，但需要记住的一点是，20岁以下的人比50岁以上的人需要多约2小时的睡眠。不仅如此，20岁以下的人的睡眠模式基本上是晚睡晚起的，因此，对他们来说，早间活动比40多岁的人要困难得多。

20岁以下的人无论是在职场还是在私生活中，想做的事情都很多，因此他们往往会选择牺牲睡眠时间投入工作或兴趣中。由于他们还年轻，所以即使牺牲了一些睡眠时间，也不必过于担心疾病等风险。然而，事故风险和工作效率下降的风险却会随着年龄增长而显著增加。

最近的年轻人经常会通过高咖啡因饮料，例如各种能量饮料来对抗困倦，但实际上，对年轻人来说，咖啡因的效果相对较低，而且作用时间也较短。相反，随着年龄增长，咖啡因的提神效果会增强。

那么，年轻人应该采取什么样的对策来保证高质量的优质睡眠呢？

那就是适当进行小睡。尽管咖啡因对年轻人的效果较低，但通过时不时小睡来恢复精力的效果却比其他年龄段更显著。因此，我建议年轻人积极地在一天中多次进行短暂的小睡。即使无法完全入睡，闭上眼睛或戴上眼罩休息几分钟也会大大减轻困倦感。

但是，需要注意一点：一旦放松警惕，就很容易进入深度睡眠，导致一闭眼一睁眼，一小时就过去了。许多二十几岁的年轻人一旦小睡超过20分钟就会很快陷入沉睡状态，因此我建议确保每次只进行5~10分钟的短暂小睡。为了安全起见，建议在进行小睡前就预先设定好手机或闹钟的振动提醒。

二十几岁『夜晚型』的年轻人普遍睡得非常长

❶ 二十几岁的人基本上需要更多的睡眠时间，而且"夜晚型"的人居多，并不适合在早上进行过多的活动。

❷ 对于二十几岁的人来说，比起摄入咖啡因保持清醒，用短时多次的小睡恢复体力更加有效。

❸ 小睡很容易一睡不醒，因此建议睡前设好闹钟，每次只睡5~10分钟。

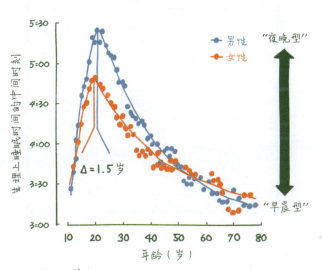

人类会随着年龄的增加逐渐向"早晨型"转变

出自：Roenneberg (2004)。

结婚后，通过协商决定对两个人都最合适的室温吧大多数人可能会隐约意识到，男性和女性最适合的室温是不一样的。但实际上，虽然能够意识到，但却几乎没有什么方法能够将室温调整至两个人都感到舒适。特别是在夏天，设定空调温度到多少摄氏度才是对夫妻都好的选择，这可能是很多家庭都在苦恼的问题。

各种调查和问卷都显示，男女在睡觉时认为最适宜的室温（空调、暖气设定的温度）存在平均3℃的差异。

基本上，男性感觉到较低的温度更加舒适，而女性则相反。

因此，在夏季或冬季开始使用空调或暖气之前，夫妻双方有必要商讨彼此认为多少摄氏度是最适宜的睡眠温度。

刚才提到男女对舒适室温的平均差异为3℃，但一般来说，可以通过调节被子厚度来调整。但是，如果温差超过3℃，仅靠被子就不足以使任何一方得到舒适的睡眠。男女总会有一方会感到太冷或太热，而无法获得优质睡眠。

因此，如果彼此认为最适宜的室温差异太大，那么也许可以考虑在那个时期分开睡觉。

顺便说一句，在夏天使用空调时，有一个小技巧，就是善用电风扇。即使没有空调，人也可以在电风扇的"低"档位下进入深度睡眠。对于那些不喜欢空调制冷效果，但又无法忍耐炎热的人来说，电风扇是一个不错的选择。而且，电风扇通常也是解决夫妻之间温度差异的绝佳方式。首先将空调设置为女性最适宜的温度，然后男性靠电风扇弥补这段温度差。这样，即使令两人舒适的温度差别很大，男性和女性也可以在同一个房间里获得良好的睡眠。

另外，DC直流电类型的电风扇绝对是最佳选择。原因是其声音非常安静，对于那些对普通电风扇的噪声非常敏感的人来说，一般电风扇的风声会明显降低睡眠质量，而采用了DC直流电的电风扇则可以保证这一类人群获得安静又凉爽的夜晚。

此外，许多DC直流电类型的电风扇能够模拟自然风，甚至有一些明星产品可以模拟高原风。以前，DC直流电类型的电风扇价格非常昂贵，但最近，即使是一流的制造商也推出了价格便宜的产品，因此它是一个不错的选择。

如何解决男女最适宜的房间温度的差异

❶ 令男性和女性感到舒适的睡眠室温平均相差3℃。

❷ 如果只差3℃，完全可以通过盖被子来弥补，但超过这个温度就很难了，可以考虑一下分房睡。

❸ 夏天也可以考虑同时使用空调和电风扇来调整男女所需的温度差。

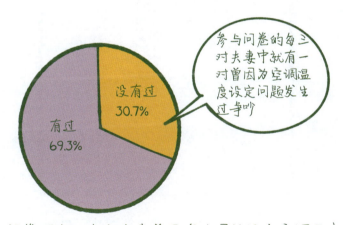

没有过 30.7%

有过 69.3%

参与问卷的每三对夫妻中就有一对曾因为空调温度设定问题发生过争吵

问卷调查：你们夫妻曾经有过因为设定空调温度和体感温度差的问题吵过架吗？（问卷总数371份）

出自：ショップジャパン"ここひえ"調べ。

就算结了婚，夫妻最好还是分别睡不同的被子你有没有听过这样的说法：夫妻一起度过的时间越长，越会有"夫妻相"？

实际上，当夫妻结婚，长期共同生活后，不仅"夫妻相"，饮食口味和食量也会趋于相似。但是，研究表明，尽管长时间在一起，夫妻的睡眠模式和最佳睡眠时间也不会变得相似。

如果睡眠模式差异很大，那么分开睡觉可能更容易让双方获得良好的睡眠。如果睡在同一张床上，一方的声音和动作等都会影响另一方的睡眠质量。

但是，由于房间空间有限，而且实际上分开睡觉也有可能会造成夫妻不和，增加离婚率，因此如果选择在同一房间睡觉，最好的建议是夫妻分床睡。

在日本，睡在同一张床上的夫妻使用普通双人床或全尺寸床的比例超过一半。但是人们对这个尺寸的床满意度较低，如果夫妻要睡在同一张床上，建议使用大号床或特大号床。然而，一般家庭很难拥有这么大的空间。此时，最现实有效的解决方案是购买两张单人床，每个人都拥有一张自己的单人床，这样就可以显著提高夫妻的睡眠满意度。

这种方法看起来有些奇怪，但的确有其合理性。因为日本单人床尺寸的宽度通常是100厘米，而双人床尺寸则是140厘米，小型双人床则只有120厘米。因此，两个人共同睡在双人床上更容易产生身体接触，并且在翻身时，床垫的振动也更容易传播。夫妻睡在同一张床上，如果是双人床以下的尺寸，要想获得舒适的优质睡眠将变得非常困难。

顺便说一句，据说睡在同一张床上的夫妻中，有70%的男性没有什么不满，而相反，有70%的女性感到不满。主要是男性打鼾的噪声和不良睡姿会给女性带来压力。如果两人的就寝时间相同，由于在职场奋斗的女性通常需要更长的准备时间，导致她们起床时间较早，因此睡眠时间也较男性少。

男性即使自己对睡眠感觉没有什么不满，也应该考虑到自己的女伴很可能在忍耐着自己的睡眠"恶行"。实际上，通过分床睡觉，许多人的入睡时间都会更早，深度睡眠时间也会增加，睡眠质量也会变好。

为了双方的优质睡眠，就算结了婚也最好分睡不同的被子

❶ 就算结婚了，夫妻双方的睡眠模式和必需的睡眠时长永远不会变得接近对方。

❷ 实际上，日本双人床的宽度仅是单人床宽度的1.4倍，远不够两人隔开舒适的距离。

❸ 即使夫妻仍是睡在同一个房间，通过分别睡不同的床，满足感也会急剧上升。

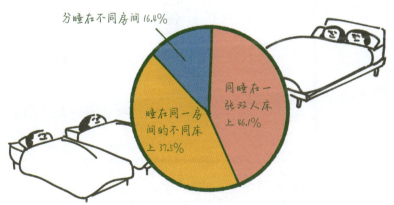

分睡在不同房间 16.4%

同睡在一张双人床上 46.1%

睡在同一房间的不同床上 37.5%

夫妻同居时，你会选择怎样睡？

出自：ゼクシィ调查（2017年8月にマクロミルモニター100人に行ったアンケート）。

孩子出生后，一家三口绝对不要睡成『川』字形以前，当孩子出生后，理所当然地，不仅是母亲，父亲也经常会因为孩子的出生而睡眠不足。然而最近，我听说在产科等领域，从孩子出生前就开始教导父母如何避免睡眠不足已经成为常态。因此，因孩子出生而影响父母睡眠的情况已经大大减少了。

孩子在从婴儿期过渡到能独自入睡的幼儿期之前，有相当长的一段时间。在这段时间内，能否获得良好的睡眠对身为职场人士的父母来说至关重要。然而，事实上，大多数家庭并没有制订好父母和孩子一起睡眠的应对措施。

首先，需要记住的是，通常情况下，父母和孩子一起睡眠时，男性的睡眠质量会更容易下降。此外，随着孩子的到来，睡眠质量下降，雄性激素也会下降。

据说根据工作类型的不同，睾酮减少会导致工作状态下降。人们经常说，有了孩子后男人会发福，但实际上这很有可能是激素水平下降导致的。

一定程度的发福可能也无关紧要，但如果激素水平下降到会影响工作积极性的程度，那就会成为大问题。

接下来，我想介绍一种在实际应用场合中被广泛采用，能够使全家都得到优质睡眠的技巧。首先，可以简单地调整三人在床上的排列顺序，从将孩子夹在中间的"川"字形，变成以孩子—母亲—父亲的顺序排成"川"字形，这样一来，父亲的睡眠质量会显著提高。

接下来，在母亲和孩子之间放置一个抱枕，可以显著提高母亲的睡眠质量。抱枕通常价格较高，但即使是用自制的或者在便宜网店购买的稍小的抱枕来代替，也会有明显的效果。

每个人都分别睡在不同的被子里，就会显著增加深度睡眠的时间。其实理想情况下，床垫和被子都应该是单独使用，但如果这样做很困难，那么只分开被子也是可以的。此外，即使在同一个房间，也可以通过使用不同的被子让孩子练习独自入睡。

一家三口排成『川』字形，
谁也别想获得优质睡眠

❶ 比起度过婴儿时期，必须考虑如何训练孩子将来一个人睡觉。

❷ 比起女性，男性和孩子一起睡觉的时候受到的伤害更大。

❸ 通过改变睡觉时的排列顺序和分别睡不同的被子，可以显著改善每个人的睡眠质量。

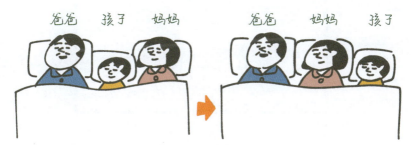

切记，不可一家三口睡成"川"字形！

根据年龄的特征更换睡衣吧

　　最近，有越来越多的人理解了与运动服等随便找的旧衣服相比，穿着专用的睡衣能够提高睡眠质量。因此我经常会被问到"什么样的睡衣更好？"

　　在选择睡衣时，考虑性别和体质很重要。然而，在与许多客户进行交流的过程中，我发现，在选择睡衣的依据中，最重要的一点是"年龄"。

　　一般而言，随着年龄增长，人的皮肤的油脂含量会下降。与此同时，随着年龄的增长，进入深度睡眠的难度也会增加。综合考虑到以上这两点，年轻时可能并不需要太过在意，但随着年龄增长，选择睡衣的材质就显得愈发重要了。

　　除非是很难入睡的人，一般来说，十几岁到二十几岁的年纪，基本上无论穿什么睡衣，对睡眠质量都不会有太大影响。正如第1章的专栏所介绍的，有研究报告甚至指出，无论是在床上还是在地板上睡觉，睡眠质量几乎没有太大差异。

　　然而，当人到了30岁以后，皮肤分泌的油脂减少，深度睡眠也会减少，因此需要开始注意选择睡衣了。到了这个年龄段，选择化学纤维的睡衣或运动服睡觉可能会降低睡眠质量。因此，我会推荐你选择便宜却舒适好穿的棉质睡衣。很多商店提供了价格实惠、种类丰富的棉质睡衣。相较于穿着运动服等服装入睡的人，更多人表示，换了棉质睡衣后，睡眠质量有所提升。

此外，对于年龄超过40岁的人群，睡衣建议选择肌肤触感良好的高品质棉质等更为舒适的材质。到了这个年龄，如果睡衣材质不够柔软亲肤，可能会因为摩擦而影响睡眠质量。

最后，不得不提一下最佳睡衣材料——丝绸。虽然价格相对较高，但丝绸与肌肤相似，因此最适合做睡衣。无论是吸水性还是保温性，丝绸都是顶级品质。建议你一试。

睡衣应该根据年龄进行选择

❶ 比起穿旧了的运动衫，专门的睡衣更有助于实现优质睡眠。

❷ 人在二十几岁时不用过于在意睡衣的材质，睡眠的质量也不会因此降低。

❸ 年龄越高，皮肤分泌的油脂就会越少，因此应该选用对皮肤更加温和的睡衣材质。

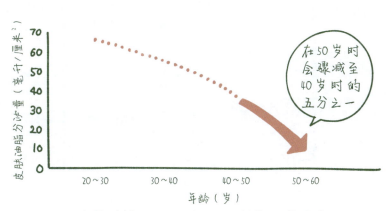

随年龄变化人体皮肤油脂分泌量的变化

出自：ロート製薬调べ。

造成打鼾的原因多种多样，但一定会导致睡眠质量下降即使年轻时并不打鼾的人，到了35岁以后，也经常会被同居人抱怨"你最近打鼾声变大了"。

独居时可能不太容易察觉，但如果与家人同住，即使是在隔壁的房间，也能听到足以让人困扰的打鼾声。因此，如果你有家人在身边，不妨试着询问一下家人的感受。

鼾声的大小与睡眠质量密切相关。鼾声变大的主要原因是呼吸道由于某种原因变窄或阻塞，导致呼吸不畅而被迫发出声音。口呼吸相比鼻呼吸更费力，因此使人很难进入深度睡眠。此外，由于呼吸负担较大，可能会导致呼吸暂停（严重时可引发睡眠呼吸暂停综合征），造成体内氧气不足，从而引发可怕的后果。

鼾声增大的最主要原因是体重增加导致呼吸道变得不那么通畅，但也有因为身体老化，舌头等软组织变得过度松弛，堵塞气道的情况。有人会说"我很瘦，不会打鼾"，但其实打鼾并不只是因为体重过重，这种情况在瘦人身上也有可能发生。无论打鼾的原因是什么都有对策，但首先需要了解自己当前的打鼾或呼吸暂停情况有多严重。在家中可以进行的方

法之一是进行所谓的"简易PSG检查"，即在医院租借测量
设备，在家中进行检查。尽管各医院的费用略有不同，但你
可以在3000日元价格范围内进行相当准确的测量。

对于一开始不太想借用这样专业且昂贵的设备的人来说，
我推荐使用名为"鼾声分析器"的免费手机应用程序。虽然
它不是医疗设备，但作为参考是足够的。

在鼾声分析器中，从鼾声分数超过40开始就可以认为打
鼾声音较大。当分数超过100时，情况就已经相当严重了，
需要采取一些对策。

如果打鼾的声音太大，就去检查一下吧

❶到了35岁以后，所有人的鼾声都会变大。

❷虽然鼾声最大的原因是肥胖，但身体老化也会加剧这种情况。

❸可以使用免费手机应用"鼾声分析器"作为鼾声计量的参考。

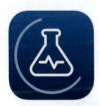

鼾声分析器——记录你的鼾声（SnoreLab） 12+

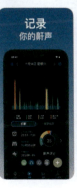
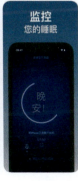
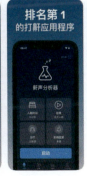

以『厄年』的年纪为界限，提前准备好迎接睡眠质量的急剧下滑在研究人体功能的过程中，我不禁时不时地感叹："人到了'日本传统中的厄年'（详见本书41页）的岁数，就要格外注意健康"的习俗确实很有道理。虽然人与人之间存在个体差异，但大多数人在被称为厄年的年龄左右，各种激素的分泌会急剧下降，即使保持生活方式不变，活性氧也会增多。

如果将身体比作一个工厂，那么在这个时期，建筑物和内部机器的老化速度会突然加快。特别是在大厄年（男性大约在42岁，女性大约在33岁），身体老化程度较大，需要重新检视生活方式。

当然，睡眠也不例外。在这个时期，睡眠激素——褪黑激素的分泌量会大幅减少，从而对睡眠产生很大的影响。

有些人可能会在这个阶段首次感受到"难以入睡""即使睡了很久也难以恢复精力"的问题。然而，人类是一种适应性很强的生物，如果只是一味地去接受和习惯这种衰退，就会失去改善睡眠的机会。

到了厄年，应该注意睡眠和饮食。提前考虑这一点，就可以在厄年到来之前做好对策。那么，到了厄年，有哪些注意事项可以避免睡眠下降呢?

各种激素分泌急剧减少的时期,对于职场人士来说,加强运动是最值得尝试的。在这个时期,许多职场人士可能面临着庞杂的公私事务,容易出现缺乏运动的情况。

然而,缺乏运动会进一步导致激素分泌减少,并进一步恶化身体和睡眠状况。为了保持与年龄相符的健康水平,日本厚生劳动省建议处于这一时期的人每天行走6000步以上。为了进一步延缓衰老,每天能够走到8000步以上则更为理想。养成在这个时期保持一定步数的习惯,可以保证深度睡眠的时间不会明显减少,因此请务必保证足够的步数。

接下来就是饮食。由于处于这一时期的人消化能力下降,晚上摄入大量食物会降低睡眠质量,因此通过减少晚餐分量或选择清淡的食物,同样可以保证良好的睡眠质量。

应
对
厄
年
的
睡
眠
对
策

❶ 在厄年时期，睡眠激素——褪黑素的分泌会大幅减少。

❷ 采取走路运动的方法最为理想，最低保证每天行走6000步，最好能走到8000步。

❸ 因为消化能力也会在这个时期下降，所以应该更注意晚餐清淡少食，在睡眠时不给身体增加过多的负担。

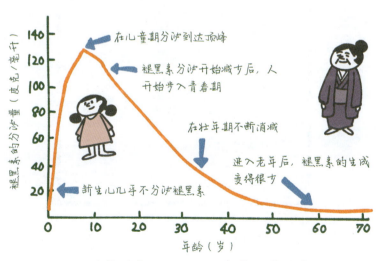

随年龄变化人体褪黑素分泌量的变化

出自：武田薬品工業株式会社。

50岁以后，就应该考虑应对『起夜问题』

前些日子，我在书店看到了一本名为《让你到了早上神清气爽！夜间不起床上厕所的方法》的书，不禁感到诧异：关于夜间上厕所的事情居然可以写成一本书！但仔细一想，这是一个经常被中年职场人士提及的问题。

实际上，根据日本排尿功能学会的数据，年龄在50~60岁的人中，每5个人中就有1个人在夜间会去2次以上厕所；到了60~70岁，每5个人中会有2个人存在这种情况；70~80岁每5个人中会有3个人存在这种情况；80岁以上每5个人中会有4个人（83.9%）存在这种情况。人到了80岁以上，都会面临夜间频繁排尿的困扰。

可能有许多人都不知道，日本国内的研究结果显示，相比于同年龄段晚上只起床一次以下上厕所的人群，夜间排尿超过2次的人群的死亡率约为其2倍（1.98倍）。由于夜间频繁起床会导致睡眠质量较差，对睡眠恢复和早晨的起床都会产生不良影响。

那么，我们应该如何预防夜间频繁排尿呢？

首先要记住的重要对策是保持身体温暖。随着年龄的增长，人体温度会下降，而体温下降会增加上厕所的次数。根据日本产业医科大学和北九州市立大学进行的长达5年的研究，在寒冷的冬日将室温提高2.5℃可以使夜间排尿次数减少40%。除了调节室温，采取暖腹带等措施也能产生同样的效果。

下一个对策是控制睡前饮水量。这一点不仅是高龄者，即使是年轻人也需要注意，而人到了中年时尤其需要注意。因为酒精和咖啡因在这个年龄段的代谢时间可能会加倍，所以需要特别注意。

最后一个对策是减少盐分摄入。盐分摄入过多会导致人们更容易摄入水分。根据"夜间频繁排尿诊疗指南"，如果每天的盐分摄入量超过9.2克，就会增加夜间频繁排尿的风险，因此必须明确将食盐量控制在这个范围内。

通过采取这些措施，已经有许多人夜间上厕所的次数显著减少了。

夜间频繁排尿的对策

人过了50岁就应该开始考虑

❶50~60岁的人中，每5个人中就有1个人每晚需要去2次以上的厕所。

❷夜间频繁排尿不仅会影响睡眠质量，而且还会将死亡风险提升约1倍。

❸如果保持身体温暖、限制水分摄入、限制盐分摄入的措施都没有效果，建议你前往医院寻求专业医生的帮助。

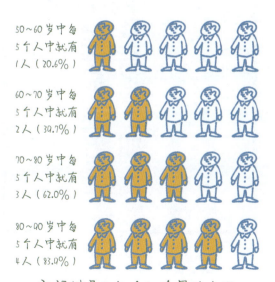

50~60岁中每5个人中就有1人（20.6%）

60~70岁中每5个人中就有2人（39.7%）

70~80岁中每5个人中就有3人（62.0%）

80~90岁中每5个人中就有4人（83.9%）

夜间排尿2次以上的男性占比

出自：平泽精一《朝までぐっすり！夜中のトイレに起きない方法》（アチーブメント出版）。

从50岁开始，人就会明显开始犯困，为此需要学习一下如何『熬夜』

有些年轻人可能觉得这个话题离自己还很遥远，但人生匆匆，因此提前了解人到中年后睡眠会如何改变也是非常有必要的。

人到了50多岁，褪黑素的水平不断下降，导致深度睡眠时间减少。

年轻时，我们总是动不动就犯困，恨不得能够随时入睡，但随着年龄增长，所需的睡眠时间逐渐减少至大约6小时（只是一个平均值，供参考）。尽管从这个角度来看，白天的活动时间增加，有更多的时间可以更充分地享受生活，但实际上并非如此。

这是因为人的体力下降后，会变得起不来床，所以躺在被窝里的时间反而增加了。换句话说，年轻时有很多想做的事情而且有充沛的体力，但由于需要大量的睡眠时间，我们总是处于睡眠不足的状态。然而，到了中年，情况完全相反，我们会处于"睡眠过剩"的状态。

这可能是年轻人完全无法想象的情况，却是人到中年所无法回避的现实。

不仅如此，处于睡眠过剩状态却仍然试图强行延长睡眠时间，反而会导致深度睡眠大幅减少，原本较多的浅层睡眠时间继续增加，就会形成所谓的"负面睡眠过剩螺旋"，使夜晚成为可怕的时段。这听起来毫无真实感，但事实上几乎每个人都会在未来经历这一点，因此提前了解这一点非常有用。

那么，到底该怎样应对呢？

答案是培养保持清醒的能力，尽量减少在被窝里的时间。随着年龄增长，人们倾向于在晚上9点到10点就入睡。因为过早就寝，即使睡够了标准时长，也可以在早上4点就获得了足够的睡眠，早早醒来。但是，那个时间就开始活动可能有些困难。因此，至少要尽量保持清醒直到晚上11点，这样就能把早起时间也延后到较为正常的水平，更方便参与社会活动。

到了50岁以后，要是还想熬一点夜，就需要体力的支持，因此会需要比平时更多的锻炼。然而，从另一个角度来看，随着年龄的增长，自由时间也会增加，因此可以积极地将中年看作是可以做任何想做的事情的时期。实际上，许多职场人士人到中年后，除了工作外，还能够投入到其他热爱的事业中。

规则 人到中年后无法改变的睡眠

❶ 人过了50岁以后，明明已经睡够了，但待在被窝里的时间却在不断增加，导致睡眠过剩。

❷ 如果进入了睡眠过剩的状态，睡眠会变得更加浅，人就会更起不来，由此开始进入恶性循环。

❸ 如果能够学会如何"熬夜"，人到中年就可以拥有更多自由的时间，做更多自己喜欢的事情。

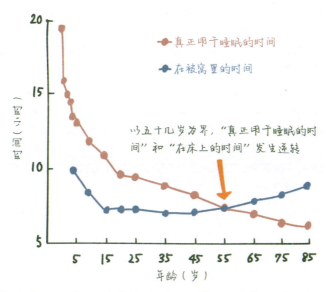

随年龄变化人真正用于睡眠的时间和在被窝里的时间的变化

出自：遠藤拓郎"75歳までに身につけたいシニアのための睡眠習慣"（サンクチュアリ出版）。

很多人一起睡的时候，要注意二氧化碳浓度

许多商店和办公室现在都有测量二氧化碳浓度的设备。在海外，因为办公室内二氧化碳浓度升高会导致工作效率下降，人们容易感到不适，降低工作效率，因此许多办公室早已开始测量二氧化碳浓度。

实际上，在通风不良的地方或人员密集的场所，二氧化碳浓度很快就会超过日本厚生劳动省的标准值（1500ppm）。但在家庭中，除非一些极特殊情况，否则很少会超过标准值。然而，就算是在家里，如果许多人在狭小房间中共眠，二氧化碳浓度超过标准值的情况就比较常见。如果在8坪[1]的卧室中，就算只有两个人睡觉，二氧化碳浓度也可能超过4000ppm。

实际上，许多论文都证实了在高二氧化碳浓度状态下，会造成人的睡眠质量降低以及第二天注意力下降的情况。

就算有如此多的危害，也不能单靠开窗通风来解决。因为季节的原因，打开窗户有可能会导致室内过热或过冷，而且如果有噪声进入，人的睡眠质量也会下降。

如果一家人都集中在狭小房间内共眠，建议使用二氧化碳浓度测量仪器进行测量。现在可以以数千日元的价格购买到，考虑到全家人的健康，这并不是一笔很大的投资。如果测量结果显示二氧化碳浓度超过2500ppm，就需要考虑采取相应的对策。

另外，除了一些高端机型外，空调通常只能做到循环室内空气，二氧化碳浓度不会下降（空气净化器也是同理）。最有效的方法是在睡前通风，提前降低二氧化碳浓度。光是这样一个举措就能取得很大的效果。此外，如果噪声不太大，可以考虑只开一点窗户。如果有条件购买安静的排气扇或24小时空调，也建议尝试使用。

特别是对于早起容易偏头痛的人，如果睡眠质量差且处于通风不良或与多人共眠的环境中，头痛很可能是二氧化碳过多导致的，请尝试测量一下二氧化碳浓度，也许就可以顺利找到病因。

---

[1] 坪：日本的一种计量单位，用来计量房间面积的大小，8坪约合26m^2。

人生所有关于睡眠的烦恼，都可以从本书中找到答案

我现在虽然从事帮助别人改善睡眠的工作，但曾经的我是与现在完全相反的，是一个患有失眠、严重睡眠不足和睡眠呼吸暂停综合征的工作狂。

在做白领的时期，为了在公司内获得更高的职位，离职后为了自己的事业蒸蒸日上，我曾经不分日夜地努力工作，不知不觉中将睡眠放在了次要位置，甚至从未考虑过优质睡眠的问题。

特别是在开始拥有自己的员工后，我需要担心的事情又增加了，即使躺在床上，也久久无法摆脱担忧，睡觉时还会经常做噩梦。为了避免这样的烦恼，我试图通过尽量缩短睡眠时间来摆脱噩梦，于是开始潜心研究短时间睡眠的技巧。

也多亏了那段时间的努力工作，我的事业蒸蒸日上，进展十分顺利，但是，我却并没有感受到想象中的幸福感或安

心感。而且坦白地说，我与员工和商业伙伴之间的沟通并不算顺畅。

我是一个公认的工作狂，认为工作就是幸福。但是，我并不想止步于此，我曾无数次想象，如果可以通过与周围人无间合作，一起携手让事业更上一层楼，该是多么令人欣喜的事情。为此，我不断思考和研究如何才能改善这种情况，最终我得到的答案便是"优质睡眠"。

为了获得优质睡眠，我阅读了各种睡眠相关的图书，参加了研讨会和课程，并花了半年时间获得了高级睡眠健康管理师的资格。由此，我成功克服了失眠，睡眠呼吸暂停综合征也得到了很大的改善。

尽管现在的我已经可以自信地说出"我拥有了优质睡眠"，但在尝试改变的初期，我的睡眠并没有立即变好。

这是为什么呢？

我出版过睡眠技能指导相关的图书，但事实上，仅凭纸面上的技能指导是无法获得良好睡眠的。当然，在开始就掌握知识和技能是很重要的，这将让接下来的改善和努力获得科学的指导。

然而，更重要的是，睡眠有一定程度的改善后，你会发现"咦，工作状态好像完全不同了""清晨醒来时感觉很舒爽，晚上入睡也变得很容易"的情况变得更加常见。这些成功经验都将逐渐强化"良好睡眠对人生有益"这种说法在自己心中的意义。

我感觉，睡眠质量不佳的人很可能是因为一些过去的经验，产生了"睡觉就是浪费时间"的想法，导致长久以来对睡眠缺乏重视。如果你尝试了本书介绍的一些好用的优质睡眠技巧，并能够因此感受到"原来优质睡眠真的很舒服"，请务必调整一下你对睡眠的看法。

虽然听起来有点自卖自夸，但我可以断言，优质睡眠真的是一件非常美好的事情。

其实我也有一个睡眠"教练"，那就是现在我所在的公司的老板——佐藤未来女士。正是佐藤女士教会了我各种有效的优质睡眠技能，并且让我了解到优质睡眠的重要性，在此请允许我对佐藤女士表达深深的谢意。

此外，没有编辑寺崎翼先生的想法和支持，这本书是无法完成的。同时，我也要诚挚致谢藤出明夏女士，承蒙寺崎先生的引荐，藤田明夏女士在繁忙的工作中仍然抽出时间与我一起思考各种点子。我还要感谢本次帮忙进行了大量资料整理的助手甲斐女士，以及总是从众多论文中帮忙进行精确筛选的来自东京大学的优秀实习生高桥。同时，我要衷心感谢在充分理解我们的意图的基础上，画了十分吸引人的插图的插画家高柳浩太郎先生，以及帮我们将本书出色包装的设计公司"to bufune"的所有员工。

如果你能够在读完本书后，真正获得了属于自己的优质睡眠，希望你可以将它推荐给身边的人。我们为了让你可以将本书一直放在身边，在需要的时候可以随时翻开，精心选择了配色、插图、文字的大小和字体、图书的尺寸和材质。为了让经常睡不好而长期处于疲惫状态的读者也能轻松阅读，我们还特地放大了字号。这一切都是编辑寺崎先生为了让读过本书的人产生"想要将它作为礼物送给重要的人""想要一直放在身边随时翻看"的想法，凝聚心血设计的。

我们衷心希望本书能够为你和你身边的人们带来舒适的优质睡眠。

角谷獠

2022年2月

【作者简介】

角谷獠

睡眠教练

LIFREE株式会社联合创始人

他是一名曾经为包括NTT DOCOMO、Cyber Agent、日本财产保险公司等大型企业在内的共计120家企业、累计65000多人提供过睡眠相关咨询和辅导的高级睡眠健康管理师,日本桑拿学会会员。

他大学主修城市工程专业,后进入日本神户市政府从事城市发展工作。在市政府工作期间,他对健身产生了兴趣,开始接触当时还很少见的私人教练,并切实体会到适合自己的理论性训练的有效性。他开始研究各种知名教练的方法。

离开政府工作后,他作为一名教练独立创业,仅二个月就引来顾客排队等候,半年后扩张并增加员工,两年内拥有了四家分店,在健身领域达到日本关西地区的顶尖水平。在经营神户和大阪的健身工作室的同时,他也作为教练,针对企业和工作室进行指导,专门从事对企业进行集体培训的工作。

之前他主要为企业提供"运动""饮食""睡眠"方面的改善支持,但他意识到与饮食和运动相比,"睡眠的改善"对心理健康和身体状况的恢复更为重要,因此转向专注于睡眠改善的活动。

他采用基于认知行为疗法和心理学的独特睡眠改善方法,为学员提供帮助,参加一次研讨会的学员中有约70%的失眠患者得到了改善,而在为期四周的睡眠改善计划中,超过90%的学员的睡眠状况得到了改善。

他的座右铭是"即使被强迫,生活方式和行为也不会改变",致力于提供令人愉快并且自愿改变自己的支持方式。